958

INDICATIONS ET MANUEL OPÉRATOIRE

DANS LE

TRAITEMENT DE L'INVERSION UTÉRINE

PAR

Le Dr H. FRESSON

ANCIEN INTERNE LAURÉAT DES HOPITAUX
AIDE D'ANATOMIE A LA FACULTÉ
LAURÉAT DE LA SOCIÉTÉ DE CHIRURGIE

PARIS
G. STEINHEIL, ÉDITEUR
2, RUE CASIMIR-DELAVIGNE, 2

1902

Th e 831
831

INDICATIONS ET MANUEL OPÉRATOIRE

DANS LE

TRAITEMENT DE L'INVERSION UTÉRINE

BIBLIOTHÈQUE NATIONALE RF

PAR

Le Dr H. FRESSON

ANCIEN INTERNE, LAURÉAT DES HOPITAUX
AIDE D'ANATOMIE A LA FACULTÉ
LAURÉAT DE LA SOCIÉTÉ DE CHIRURGIE

9 8 8 / 1902

PARIS
G. STEINHEIL, ÉDITEUR
2, RUE CASIMIR-DELAVIGNE, 2

1902

A M. LE DOCTEUR P. SEGOND

PROFESSEUR AGRÉGÉ A LA FACULTÉ DE MÉDECINE DE PARIS
CHIRURGIEN DE L'HOSPICE DE LA SALPÊTRIÈRE
OFFICIER DE LA LÉGION D'HONNEUR

Hommage respectueux et reconnaissant.

A MON PRÉSIDENT DE THÈSE

M. LE PROFESSEUR LE DENTU

MEMBRE DE L'ACADÉMIE DE MÉDECINE
CHIRURGIEN DE L'HOPITAL NECKER
OFFICIER DE LA LÉGION D'HONNEUR

A MES MAITRES DANS LES HOPITAUX

Externat

M. LE DOCTEUR BUCQUOY.
M. LE DOCTEUR PERIER.
M. LE PROFESSEUR RAYMOND.
M. LE DOCTEUR FLORAND.
M. LE DOCTEUR ACHARD.
M. LE DOCTEUR LUCAS-CHAMPIONNIÈRE.

Internat

M. LE PROFESSEUR LANNELONGUE.
M. LE DOCTEUR NÉLATON.
M. LE PROFESSEUR LE DENTU.
M. LE DOCTEUR SEGOND.
MM. LES DOCTEURS MAUCLAIRE, CHEVALLIER, POTHERAT, VILLEMIN, LEGUEU.

INDICATIONS ET MANUEL OPÉRATOIRE

DANS LE

TRAITEMENT DE L'INVERSION UTÉRINE

INTRODUCTION

L'inversion utérine est une affection rare. Cependant, à cause même de cette rareté et aussi de la physionomie si particulière de la lésion, il est peu d'auteurs qui n'aient tenu à publier les cas qu'ils avaient observés. La littérature médicale se trouve donc fort riche en observations. Mais là où la difficulté commence, c'est lorsqu'on veut se faire une idée nette sur le traitement.

Chaque chirurgien, en effet, a eu trop peu d'occasions d'intervenir dans des cas d'inversion pour juger de la valeur d'un procédé et se fixer une ligne de conduite absolue. Il s'est donc laissé guider, soit par son tempérament, soit par les circonstances, et nous exagérons fort peu en disant qu'avec chaque cas publié, nous avons pu lire la description d'une méthode opératoire nouvelle. Là comme ailleurs, quantité et qualité sont loin de marcher de pair, et cette richesse de procédés prouve simplement qu'aucun d'entre eux ne répond à l'idéal rêvé.

Si on se donne la peine de lire les publications, même les plus récentes, faites sur le traitement de l'inversion, on sera frappé de voir combien sont encore préconisées de méthodes vraiment peu chirurgicales et combien on emploie encore de procédés et d'instruments qui ne devraient plus appartenir qu'au domaine de l'histoire.

Nous avons donc cru bon de tenter de dégager les quelques méthodes qui nous paraissaient répondre aux tendances actuelles de la chirurgie, en nous permettant d'arriver aux meilleurs résultats le plus simplement, le plus rapidement et avec la moindre instrumentation possible.

Deux cas d'hystérectomie vaginale pour inversion auxquels nous avons assisté nous ont d'abord donné l'idée de ce travail. Il nous a été permis, en outre, de constater, au cours d'un certain nombre d'hystérotomies pour ablation de fibromes interstitiels, une véritable inversion totale se produisant au moment où il ne demeurait plus qu'une mince coque utérine. Ces inversions se sont faites grâce aux deux larges incisions latérales que notre maître, M. Segond, pratique lors de ses hystérotomies. Nous avons donc eu l'idée de tenter de systématiser et de mieux déterminer le parti que l'on pouvait tirer de ces incisions dans la cure de l'inversion utérine.

Une heureuse circonstance nous a permis d'appliquer avec succès cette méthode au mois d'août 1900. Aidé de ces quelques faits d'expérience personnelle et de l'examen critique auquel nous nous sommes livré, nous allons donc tenter d'établir quelle doit être, à l'heure actuelle, la conduite à tenir en présence d'un cas d'inversion utérine (1).

(1) Ce travail avait été terminé au mois de décembre 1900 et présenté au concours des prix de l'Internat. Il fut déposé également, en octobre 1901, à la Société de chirurgie, en vue du prix Laborie.

M. Oui, professeur agrégé à la Faculté de Lille, déposait à la même époque, et pour le même prix, son très remarquable rapport au Congrès de gynécologie et d'obstétrique de Nantes, sur le traitement de l'inversion utérine.

Nous n'avons pas cru devoir modifier depuis notre travail, ni dans le fond ni dans la forme, sauf par l'addition de quelques observations nouvelles.

Le lecteur ne sera donc pas surpris si quelques-unes de nos conclusions sont identiques à celles de M. Oui. Travaillant simultanément, sur un même sujet, avec les mêmes éléments, et dans un même esprit chirurgical, le contraire eût été étonnant.

Nous n'avons d'autre but ici que d'expliquer ces coïncidences sur quelques points, auxquels nous n'avons rien cru devoir changer.

DIVISION ET INDICATIONS PRÉLIMINAIRES

L'inversion utérine est variable dans ses causes : la plus fréquente et aussi la plus intéressante est l'inversion puerpérale ; puis vient l'inversion polypeuse ; enfin, nous aurons à nous préoccuper d'une inversion que nous pourrions qualifier de chirurgicale, puisque c'est au cours d'une intervention sur l'utérus, « la myomectomie partielle par voie vaginale », que nous l'avons vue se produire.

Il est d'usage, lorsque l'on étudie le traitement de l'inversion utérine, de diviser méthodiquement cette étude suivant l'ancienneté et la variété clinique de la lésion.

Cette division, consacrée par la tradition, est la suivante :

1° Traitement de l'inversion récente d'origine puerpérale ;

2° Traitement de l'inversion ancienne d'origine puerpérale ;

3° Traitement de l'inversion polypeuse.

Nous ne pensons pas devoir suivre cette division dans notre étude, et voici pourquoi :

En effet, ce qui réglera la conduite du chirurgien, ce n'est pas une question de date, mais uniquement la difficulté rencontrée dans chaque cas en particulier.

Tout d'abord le point de départ entre l'inversion récente et l'inversion ancienne est difficile à établir autrement que d'une façon arbitraire. La plupart des auteurs, et c'est à cette conclusion que s'est arrêté M. Oui, ont tenu compte avant tout de la réapparition de la menstruation.

Le terme de récentes s'appliquait donc aux inversions observées avant le retour des couches. Celui d'inversion ancienne aux cas persistants après la réapparition des règles.

Au point de vue thérapeutique, il n'est jamais venu à l'idée d'aucun opérateur que le choix du procédé dût être influencé par l'absence ou l'apparition de ce phénomène.

L'inversion doit-elle être réduite dès que le diagnostic en est posé? là-dessus, tout le monde est d'accord.

Immédiatement après l'accouchement, elle expose la malade aux terribles dangers de l'hémorragie et de l'infection.

Passée à l'état chronique, les dangers, bien que moins menaçants, sont les mêmes, ses moindres inconvénients étant de constituer une infirmité des plus pénibles.

L'indécision sur l'urgence de l'intervention n'est admissible que dans un seul cas : *si l'inversion est observée dans la période d'involution.*

Atthil Lombe semble être un des premiers qui ait formulé d'une façon absolue la règle suivante : « Si la réduction d'une inversion n'a pas été tentée vingt-quatre heures après la délivrance, il est préférable de retarder toute tentative de quelques semaines jusqu'à l'entier achèvement de l'involution de l'organe. »

Sans approuver complètement l'intransigeance de cette

formule, Oui (1) admet que beaucoup d'accoucheurs préféreront avec lui, à une intervention radicale et sanglante, avoir recours au traitement palliatif. « Ce traitement permettrait à la malade d'attendre la fin de la période d'involution et de reprendre des forces en la mettant à l'abri des accidents qui la menacent : l'hémorragie et l'infection.

« Contre l'hémorragie, on est puissamment aidé par la lactation, qui supprime à peu près tout écoulement sanguin au niveau de l'utérus.

« Contre l'infection, les abondantes irrigations antiseptiques donneront des résultats. »

Il admet cependant un moyen terme, sur lequel nous aurons à revenir, le tamponnement iodoformé.

Or, nous avouons ne pas comprendre que l'hésitation soit permise à ce moment plus qu'à tout autre.

Le plus sûr moyen d'éviter les accidents n'est-il pas la réduction ?

L'utérus est-il plus fragile, ou plus volumineux, partant plus difficile à réintégrer dans la cavité abdominale qu'immédiatement après l'accouchement ?

Est-il plus infecté que lors d'une inversion chronique ?

Évidemment non.

Nous verrons par la suite que nous possédons actuellement des procédés de réduction, après incision, d'une technique sûre et d'une innocuité parfaite. Nous n'en sommes plus, même en obstétrique, à craindre le bistouri. Pourquoi donc ne pas se hâter, alors qu'à l'obstacle créé par le collet de l'inversion ne s'est pas encore ajoutée la

(1) Oui, *Rapp. au Congrès de gyn. et d'obst.*, Nantes, 1901.

sclérose des parois utérines, qui vient compliquer la réduction dans l'inversion chronique?

Il nous semble donc sans intérêt de conserver une division étiologique dans les indications opératoires.

Dans le traitement de l'inversion utérine, ce qui domine, c'est toujours l'action exercée sur l'utérus renversé, quel que soit le point de départ de ce renversement. Il en est de même du degré ou de l'âge de l'inversion. Qu'elle soit complète ou incomplète, aiguë ou chronique, la réduction pourra être plus ou moins longue et difficile, mais le résultat à obtenir est identique, quelle que soit la forme de l'accident.

Toutefois, le traitement des inversions polypeuses offrant quelques points spéciaux que nous ne pouvons passer sous silence, nous le réserverons pour un chapitre spécial.

CHAPITRE PREMIER

Les procédés de réduction.

Réduire l'inversion, c'est rétablir le sac utérin à sa place et dans sa forme normale, exactement comme un doigt de gant que l'on ramène en le retournant en sens inverse, dans sa position ordinaire.

Théoriquement ou plutôt physiquement, cette opération est toujours possible, car il existe toujours un orifice dont il suffira de maintenir fixe la marge pour réinverser le sac.

Baudelocque, puis depuis Denucé et avec lui tous les auteurs qui se sont occupés de la pathogénie et de l'anatomie de l'inversion, ont démontré que le renversement de la partie libre du col, de celle qui est au-dessous du vagin, ne peut se produire. Cette partie du col forme, dans tous les cas, une portion anatomique en forme d'anneau qui peut être dissimulée, mais qui persiste néanmoins et qui forme toujours un anneau non renversé à travers lequel on peut faire passer la matrice retournée.

Les conditions nécessaires pour obtenir une réduction seront donc les suivantes :

1° Fixer la partie non déplacée de l'utérus, de façon à

ne pas imprimer dans les manœuvres de réduction un mouvement de totalité à l'organe malade ;

2° Relâcher le col, si c'est lui qui forme l'agent d'étranglement ;

3° Opérer le taxis de l'utérus retourné, par des pressions ou manipulations capables de le ramener dans sa position normale.

Ces trois indications capitales se retrouvent partout. C'est seulement dans les moyens employés pour fixer le col, pour le relâcher, ou pour repousser le fond utérin que nous verrons se différencier les procédés.

§ 1. — Réduction de l'inversion par la méthode simple.

A. — Méthode de réduction manuelle.

Lorsqu'un chirurgien se trouvera en présence d'une inversion utérine, quelle que soit d'ailleurs sa forme ou son ancienneté, il devra tout d'abord chercher la reposition par les moyens les plus simples. Nous allons donc décrire la méthode de réduction manuelle, telle qu'elle est habituellement employée aujourd'hui.

Il est hors de doute, et nous le disons ici une fois pour toutes, que l'antisepsie la plus rigoureuse doit être observée. La vulve et le vagin sont savonnés, puis la surface de l'utérus soigneusement désinfectée. Deux pinces à abaissement et deux écarteurs seront les seuls instruments nécessaires.

Anesthésie. — La question de l'anesthésie a donné lieu

à quelques discussions (1). Dans certains cas rares, elle peut paraître inutile. Si, en effet, la réduction peut être tentée immédiatement après la production de l'inversion, l'utérus est encore assez souple pour que la réduction s'opère sans difficulté, et sans douleur notable pour la patiente. L'anesthésie est même inutile pour vaincre la résistance du col, surtout si, comme nous le disons plus loin, on a soin d'agir dans l'intervalle des contractions.

Mais il n'en est pas de même dès que l'inversion date de quelques heures. La réduction est alors extrêmement douloureuse. On sait, en outre, que les malades se trouvent, dans la généralité des cas, dans un état de dépression nerveuse et de schock pouvant parfois entraîner la mort, soit avant, soit même après une tentative de réduction.

L'anesthésie donnera, dans ces cas, plus de sécurité au chirurgien, en aidant d'abord au relâchement de l'anneau d'inversion, et en évitant à la malade des douleurs que son état ne lui permettrait pas de supporter.

Il est vrai qu'il faut se demander quel sera l'effet physiologique de l'anesthésique employé sur des malades déjà profondément déprimées. Le chloroforme on le sait, n'est malheureusement pas inoffensif dans des cas semblables. Aussi nombre d'opérateurs conseillent-ils l'éther, auquel ils ne reconnaissent pas les mêmes inconvénients, et dont ils invoquent même les effets favorables sur la dépression.

Décollement du placenta. — Il arrive dans certains cas que le placenta demeure adhérent au fond de l'utérus inverti.

(1) Voyez th. SICARD, 1892.

Si cette adhérence n'est que partielle, la conduite à tenir est simple : il faut achever le décollement le plus rapidement possible, puis tenter la réduction. Là-dessus tous les auteurs sont d'accord.

Si, au contraire, le placenta est adhérent en totalité, les avis diffèrent.

Les uns, avec Ribemont, Lepage et Pinard, conseillent d'effectuer un décollement total avant toute tentative de réduction.

Les autres, avec Varnier (1), tentent systématiquement la réduction sans décollement, et cela pour deux raisons :

1° Le placenta garantit l'utérus contre la pression qu'il a à subir;

2° Il préserve de l'hémorragie au cas où l'inertie utérine persisterait après la réinversion.

A cela, nous pouvons objecter que la prudence et la douceur sont, comme nous le verrons plus loin, les premières conditions de toutes les manœuvres de réduction. L'utérus n'a donc aucun besoin d'être protégé, contre des violences hypothétiques, par une sorte de matelas placentaire. Le placenta, augmentant le volume de la masse à réduire, ne sera-t-il, pas en outre, un obstacle à la réduction? On verra que celle-ci est loin d'être toujours facile même de suite après l'accouchement. Un obstacle, si léger soit-il, ne doit donc pas être négligé.

La persistance de l'hémorragie après la réduction doit être un accident rare. Le traitement des hémorragies, qui constituent le grand danger de l'inversion utérine, n'est-il pas précisément la réduction de l'inversion?

(1) *Revue pratique d'obstétrique*, 1889.

En tout cas, si l'hémorragie persiste après la réduction, c'est un accident contre lequel nous sommes loin d'être désarmés.

Oui (1) ajoute à ces diverses raisons en faveur du décollement placentaire immédiat « qu'une délivrance faite à ciel ouvert est certainement plus facile et, probablement, dans beaucoup de cas, plus complète que la délivrance faite après réinversion, et ce n'est pas là un avantage à dédaigner ».

Manuel opératoire. — La malade étant placée dans la position classique des interventions sur la région vaginale, on placera sur le col de l'utérus, à droite et à gauche, en contournant la tumeur, une pince à abaissement. Comme nous l'avons dit, il existe toujours une marge où l'on pourra placer ses pinces. Dans des cas exceptionnels, cette marge pourra être difficile ou même impossible à déterminer. On ne pourra donc fixer le col, et il faudra alors recourir à un autre des moyens d'immobilisation que nous décrirons par la suite.

Les pinces seront laissées à un aide, dont la mission sera de maintenir le col pendant les tentatives de réduction. L'opérateur, se plaçant alors sur le côté de la malade, introduira dans le vagin la main droite tout entière ou seulement le pouce, l'index et le médium ; avec la main gauche, il déprimera fortement la paroi abdominale au-dessus du pubis pour immobiliser l'entonnoir utérin. Saisissant alors avec les doigts le corps de l'utérus, il le manipule de façon à l'assouplir s'il en est besoin, puis il comprime la

(1) *Rapport au Congrès de Nantes*, 1901.

masse de la tumeur en même temps qu'il la repousse vers la main placée sur le ventre. Pendant cette tentative de réduction, l'aide exerce sur le col une traction soutenue.

Lorsque l'utérus est réduit il faut faire entrer le doigt dans le col, afin de s'assurer que la réduction est complète. On terminera par un tamponnement léger du vagin, que l'on changera au bout de deux jours.

Dans le cas où l'on aurait constaté que l'inversion manifeste des tendances à se reproduire de suite, il serait bon de tamponner également l'utérus.

Tel est le procédé de réduction le plus simple. Il est évident que le moment délicat de l'intervention est celui où il faut faire passer le fond de l'utérus à travers l'anneau du col. Pour cela, diverses pratiques ont été proposées : taxis par refoulement central de Viardel ; taxis par refoulement périphérique ; taxis latéral dans lequel on cherchera à engager d'abord une corne utérine, puis l'autre. Mais tout cela nous importe peu et ne change guère le principe de la méthode. Un chirurgien patient et adroit trouvera forcément le point par lequel la réduction se fera le plus facilement, si toutefois elle est possible par le procédé que nous indiquons.

Il existe deux principes sur lesquels insiste M. le professeur Pinard (1) lorsqu'on tente la réduction par la méthode manuelle.

Le premier, qui ne s'applique qu'aux tentatives faites immédiatement après l'accouchement, est de n'opérer les pressions que dans l'intervalle des contractions. Pendant les

(1) *Journ. de gyn. et de pædiat.*, 1899.

BIBLIOTHÈQUE NATIONALE RF IMPRIMÉS

contractions, l'utérus perd, en effet, la souplesse nécessaire à son retournement.

En second lieu, on ne doit pratiquer le taxis qu'une fois l'utérus réduit dans le vagin. Les observations prouvent que des tentatives de réduction restées vaines sur un utérus prolabé ont été suivies de succès après qu'il eut été replacé dans la cavité vaginale.

Existe-t-il d'autres moyens que les pinces pour fixer l'entonnoir d'inversion ?

Pate (1878) a proposé d'introduire un index dans la vessie par l'urèthre dilaté et un aussi dans le rectum ; avec ces deux doigts il saisit l'entonnoir tandis qu'avec les deux pouces introduits dans le vagin il repousse en haut le fond de l'utérus.

Courty (1881) se contente de fixer l'entonnoir par deux doigts en crochets qu'il introduit dans le rectum, tandis qu'il tente la réduction avec la main droite.

Nous n'avons pu, malgré nos recherches, trouver de cas dans lesquels ces deux procédés aient réussi alors que la fixation par les pinces avait échoué. Nous croyons donc qu'il ne convient d'essayer le procédé de Courty que lorsqu'il aura été impossible de déterminer un point du col pour placer les pinces. Il en est de même du procédé de Pate, dont la réussite est loin d'être assez certaine pour le justifier.

Indications. — Pour nous, l'indication est bien simple. La réduction manuelle, telle que nous l'avons indiquée, devra toujours être tentée dans tous les cas et avant toute autre intervention.

En effet, ses succès ne sont plus à compter. Elle est

exempte de toute espèce de danger et enfin elle ne gêne en rien l'intervention plus complète à laquelle on aura, en cas d'insuccès, à recourir par la suite.

a) *Dans les inversions récentes.* — Elle suffit presque toujours et devra être employée le plus rapidement possible.

Rappelons ici les règles formulées par le professeur Pinard (1) dans un cas d'inversion utérine immédiatement après l'accouchement :

1° Décoller le placenta et désinfecter la muqueuse utérine ;

2° Réduire l'utérus dans le vagin ;

3° Retourner l'utérus de bas en haut en introduisant la main dans le vagin et en opérant des pressions à l'aide des doigts dans l'intervalle des contractions.

b) *Dans les inversions chroniques.* — Ce n'est, d'après Denucé (2), qu'en 1847 que fut pratiquée par Valentin la réduction d'une inversion chronique par la méthode manuelle simple.

Depuis, les observations se sont multipliées, et si nous nous reportons aux statistiques de H.-E. Crampton (3) et de Vogel (4), nous trouvons une quinzaine de cas qui justifient un essai que nous croyons légitime même dans les cas les plus invétérés.

Deux modifications sur lesquelles nous avons à nous prononcer ont été proposées à cette méthode de réduction :

(1) *Loc. cit.*

(2) Denucé, *Traité de l'inversion utérine.*

(3) Crampton's tables, *American J. obst. N. Y.*, 1895.

(4) Vogel, *Zeitschrift f. Geburtshülfe u. Gyn.*, 1900.

l'une au sujet de l'énergie qu'il convient de déployer dans les manœuvres, l'autre au sujet de l'emploi des instruments.

On est absolument d'accord aujourd'hui pour suivre le conseil que donnait déjà Denucé : « Une règle doit toujours être présente à l'esprit du chirurgien : c'est d'être modéré dans les mouvements et de ne pas se laisser aller au désir d'abréger par la violence un travail dont les résultats ne doivent jamais être dus qu'à la douceur et à la persévérance. »

Burne, White, de Buffalo, et quelques autres chirurgiens américains ont proposé en effet de poursuivre dans les circonstances où la réduction se faisait attendre, et de prolonger le taxis avec une persistance et une énergie croissantes, c'est le « taxis forcé ». Mais, si la méthode a pu donner quelques succès, en revanche, on a souvent eu à constater la déchirure du cul-de-sac vaginal ou la rupture de l'utérus, à tel point que, sur 10 cas, on ne compte pas moins de 4 morts.

Un pareil résultat suffit à juger la méthode.

La difficulté que rencontre parfois la main de l'opérateur à repousser le fond de l'utérus devait faire songer à remplacer les doigts par un instrument de volume moindre et dont le rôle serait identique.

C'est ainsi que certains opérateurs se sont servis d'un instrument quelconque : hystéromètre, extrémité d'un porte-crayon ; d'autres, au contraire, ont imaginé des instruments réducteurs : repoussoir de Viardel, repoussoir de White, etc.

Nous n'insisterons pas sur cette instrumentation aujourd'hui abandonnée et dont l'action infiniment plus brutale et plus dangereuse que celle de la main lui était encore inférieure comme sûreté.

Nous ne pouvons mieux faire que de citer à ce sujet la conclusion de M. Pinard :

« Je considère tous les instruments comme dangereux. La main et les doigts ont toujours suffi à un opérateur tant soit peu habile. »

B. — Méthodes lentes de réduction.

Dans les méthodes lentes, on se propose de remplacer l'action manuelle plus ou moins brusque par une pression continue exercée par un appareil laissé en place pendant plusieurs jours.

Les procédés de lenteur peuvent se ranger dans trois catégories : 1° les pressions; 2° les repositors ; 3° le tamponnement.

1° *Pressions.* — Dans la première classe se rangent les pessaires à air et à eau, le colpeurynter de Braun ou de Wetterlin, le ballon de Champetier.

2° *Repositors.* — Les repositors d'Aveling, de Duncan ou de Barnes sont encore très employés en Angleterre ; leur principe est tout différent.

Dans ces instruments, la pression est exercée sur le fond de l'utérus par l'intermédiaire d'une tige rigide à direction variable, l'agent de la pression étant représenté par un bandage en caoutchouc.

3° *Tamponnement.* — Enfin, il est un troisième mode de réduction lente plus simple et aussi plus ancien, c'est le tamponnement. — C'est d'ailleurs le moyen préconisé par M. Pozzi dans son traité. « Son emploi est simple, facile, et ne demande aucune instrumentation spéciale. On le renouvellera tous les deux ou trois jours et on le fera chaque fois avec grand soin, en employant de longues bandes de gaze larges de deux travers de doigt qu'on tassera peu à peu autour et au-dessus de la tumeur. Il faut pour cela employer une certaine force. La malade sera maintenue au repos horizontal durant toute la durée du traitement. On assurera la liberté du ventre par des lavements, et on pratiquera régulièrement le cathétérisme si la miction est difficile. »

Nous n'avons pu trouver que quelques cas de succès dus à cette méthode : obs. de Polosson (1), obs. de Reid (2), obs. de Grassi (3), obs. de Baldy (4).

Que devrons-nous penser de ces différentes méthodes ? — Tout d'abord sont-elles absolument sûres. Si nous consultons les statistiques que nous avons trouvées : Denucé, Crampton, *British medical Journal*, *American Journal of obstetrics*, et *Minor Surgical Gynecology* (1897), nous voyons à côté d'excellents résultats un tiers ou une moitié d'insuccès à l'actif des repositors.

L'emploi du colpeurynter est encore moins sûr, et les quelques observations allemandes que nous résumons à la fin de ce travail suffisent pour nous en convaincre.

Le ballon de Champetier avait donné au professeur

(1) Thèse de Taste, Lyon, 1897.
(2) *N.-York med. Journ.*, 1891.
(3) *Gaz. médicale*, 1877.
(4) *Med. and surgical Report*, 1891.

Pinard un beau succès en 1879, aussi avait-il conclu « que, dans les cas d'inversion récente, ces ballons étaient destinés à jouer un rôle aussi puissant que bienfaisant », préférables en tout cas aux ballons à air, colpeurynters et au tamponnement.

Malheureusement, deux ans après, dans une observation sur laquelle nous aurons à revenir plus loin, le résultat fut négatif. Il s'agissait cependant d'une inversion récente. Il y eut sphacèle de la paroi utérine nécessitant une hystérectomie.

Quant au tamponnement, le taux des succès, du moins de ceux que nous avons pu relever à son actif, est loin d'être élevé.

En résumé, les méthodes lentes ne nous offrent qu'une sûreté bien médiocre, mais elles présentent en outre de graves inconvénients.

Tout d'abord, leur lenteur même. Dans les cas récents, c'est entre deux et six jours qu'elles produisent leur effet; dans les cas anciens, le traitement se prolonge jusqu'à un mois.

Elles sont extrêmement douloureuses. Parmi les observations récentes, celles de Küstner, de Salin, d'Essen-Moller (1) suffisent à nous édifier sur ce point. Ce dernier ne craint pas de dire que, « soumise à leur application, la femme est fréquemment une martyre au sens complet du mot ».

La miction et la défécation sont difficiles et demandent une surveillance de tous les instants.

(1) Ellis Essen-Moller, *Central. f. Gynec.*, 1898.

D'ailleurs, les méthodes lentes sont loin d'être inoffensives : la pression continue exercée sur la paroi utérine peut en amener le sphacèle. Ce fait, qui est surtout vrai pour les pessaires à tige dont la surface d'application est limitée, l'est également pour les ballons et colpeurynter (cas de Salin, Netzel, Graeve, Lawson-Tait).

Enfin, comme le dit M. Legueu, pendant tout le temps de l'application de ces appareils, la malade n'est à l'abri d'aucune des complications à laquelle l'expose son inversion.

Les quelques cas que nous allons citer montreront mieux que toute théorie l'insuffisance et les dangers des méthodes lentes.

Ces cas offrent un mérite particulier en ce sens qu'empruntés à la littérature médicale de ces dernières années, on ne saurait accuser le manque de précautions ou le défaut d'asepsie d'être la cause des accidents.

Hofmeier, 1885, *Zeitschrift f. Geburtshülfe*, 1900. — Inversion datant de 3 jours. Tamponnement pendant 14 jours. Gangrène de l'utérus. Mort.

Wœrnlein, thèse de Wurtzbourg, 1894. — Inversion ancienne. Tamponnement pendant 5 jours. Gangrène de la muqueuse. Lavages, puis applications successives de colpeurynter et de tamponnement avec grands lavages à cause du sphacèle de la muqueuse. Réduction au bout de 5 semaines.

Gœbel, *Deutsche med. W.*, 1896. — Inversion de quelques jours. Colpeurynter et tamponnement sans succès pendant 9 semaines. Au bout de ce temps, réduction manuelle sans anesthésie. Guérison.

Hofmeier, *Zeitschrift*, 1900. — Inversion datant de 3 semaines. On fait 4 essais successifs de tamponnement. Au bout de ce temps, sphacèle de la muqueuse. Grands lavages, puis colpeurynter, et de nouveau 5 jours de tamponnement. Guérison.

MAUTY, 1889, thèse de Wurtzbourg. — Inversion récente. Colpeurynter. Mort au bout de 2 heures par hémorragie.

MACKAY, *British med. Journal*. — *Premier cas.* — Inversion récente. Application du repositor d'Aveling. La réduction est obtenue en 90 heures ; mais l'instrument reste inclus dans l'utérus et il faut inciser le col pour le dégager.

Deuxième cas. — Inversion datant de 18 jours. On applique le repositor qui amène une gangrène du fond de l'utérus. On interrompt le traitement, et 3 semaines après la réduction manuelle réussit.

On conviendra qu'il n'y a là rien de bien encourageant. Aussi, possédant infiniment mieux parmi les méthodes rapides que nous allons maintenant décrire, nous serons donc logiques en repoussant d'emblée toute méthode de réduction lente dans le traitement de l'inversion utérine.

§ 2. — Réduction par voie abdominale.

Avant de passer aux procédés que nous considérons comme les procédés de choix, il convient de dire un mot de la méthode de réduction par voie abdominale, dite : « méthode de Gaillard Thomas ».

Dans ce procédé, le chirurgien incise la ligne médiane dans la région hypogastrique, pénètre dans le péritoine et va à la recherche du sac utérin dans lequel il fait pénétrer son index. Ce doigt sert de conducteur à une pince dilatatrice. Celle-ci a l'avantage de fixer et de dilater le col et de rendre ainsi le taxis possible.

Les deux malades opérées par Thomas lui-même furent victimes d'accidents graves d'infection, auxquels l'une des deux succomba. Nous renvoyons au traité de Denucé pour le détail de ces observations et les réflexions peu encourageantes dont cet auteur les fait suivre.

Thomas, cependant, était resté si convaincu de la valeur de sa méthode que, disait-il, « dans tout cas où il n'y aurait plus d'autre ressource que l'amputation, je mettrais de nouveau mon procédé en pratique ».

Le mauvais résultat de ces deux interventions doit en effet être attribué aux déplorables conditions dans lesquelles on effectuait encore la laparotomie à cette époque (1869).

La méthode semble en effet présenter des avantages considérables. Elle permet de se rendre compte, par le toucher et la vue, de l'état des organes du petit bassin, de constater l'état de contraction du col, de savoir exactement s'il y a des adhérences et d'en apprécier la forme et l'étendue. Enfin, il répond bien à ce besoin de la chirurgie actuelle, qui est d'opérer au grand jour.

Il est donc intéressant de savoir ce que l'opération de Thomas a donné entre les mains des chirurgiens modernes pour lesquels la laparotomie est devenue une intervention d'une gravité insignifiante. Nous analysons ici tous les cas publiés qu'une recherche soigneuse nous a permis de relever. Ils suffisent d'ailleurs pour que nous nous formions une opinion.

SCHMALFUSS, Hambourg, 1884. — Inversion datant seulement de 10 jours. Craignant une rupture par suite de la faiblesse de la paroi, s'il employait les procédés ordinaires, ce chirurgien pratique avec succès l'opération de Thomas. Guérison.

Malins, *Lancet*, 1883. — Il tente vainement la réduction par le procédé de Thomas. Il dut recourir à l'amputation par ligature élastique. Guérison.

Munde, *N.-Y. M. J.*, 1889. — Il essaye vainement le procédé de Thomas. Castration, puis amputation par ligature élastique. Guérison.

Baldy, *Surg. Report*, 1898. — Il ne peut non plus réussir par le procédé de Thomas. Hystérectomie. Guérison.

Skene, *Brooklyn M. J.*, 1893. — Il traite un cas d'inversion ancienne par ce procédé, réussit facilement la réduction. Guérison.

Spinelli, 1898. — Dans un cas d'inversion utérine, il tente la méthode Thomas; mais comme pendant l'opération il déchira les ligaments ronds et les ligaments larges, il fut obligé d'enlever les annexes par voie abdominale et l'utérus par voie vaginale.

Nous voyons donc que cette méthode, qui paraissait théoriquement nous offrir toutes les garanties de succès, ne nous donne en réalité que deux bons résultats sur six cas. La dilatation de l'anneau est, en effet, des plus difficiles, même en l'abordant par le péritoine; aussi d'autres chirurgiens ont-ils été forcés de réaliser cette dilatation par des débridements portant sur l'anneau cervical.

Mac Intosch, *Med. Rec. N.-Y.*, 1893. — Inversion ancienne. Il tente la méthode de Thomas; impossibilité de dilater, soit avec l'instrument de Thomas, soit avec les doigts, incision latérale du col, réduction facile. Guérison.

Morris, *N.-Y. M. J.*, 1895. — Inversion datant de 2 ans, opération de Thomas, dilatation impossible, 2 incisions sont faites à l'intérieur de l'anneau sans atteindre le péritoine utérin. La réduction est alors facile. Guérison.

Mais, dans ces deux derniers cas, ce n'est plus l'opération de Thomas, c'est le débridement qui est l'agent du succès, et la voie abdominale n'y est pour rien. Or, comme nous le verrons, il est facile et efficace de débrider l'anneau par voie vaginale. Pourquoi donc surajouter à un débridement une laparotomie qui, fût-elle inoffensive, est tout au moins inutile.

Quant à permettre d'opérer à coup sûr, nous verrons que les incisions de Küstner et de Kehrer nous fournissent autant de jour et plus de garanties de succès que les interventions par voie abdominale.

On résumé, nous repoussons la laparotomie dans le traitement de l'inversion pour deux sortes de motifs : si on s'en tient à la méthode de Thomas, elle est souvent inefficace; si on la complète par des débridements, ceux-ci suffisent, mais peuvent être faits par la voie vaginale et ils ne sont ni plus faciles ni plus efficaces, parce qu'on leur surajoute une laparotomie.

Nous avons vu cependant renaître ce procédé mixte, dans ces dernières années, sous le nom de méthode d'Everke; bien qu'il s'inspire également des incisions de Küstner, nous le discuterons de suite.

Procédé d'Everke (de Bochun). — A la suite d'une opération heureuse pratiquée en 1898, Everke propose un procédé mixte par voie abdomino-vaginale. Dans un cas d'inversion totale chronique, il fit une laparatomie; puis, les annexes étant reconnues saines, il fendit la paroi antérieure de l'utérus jusqu'à la vessie. La réduction tentée ne réussissant pas, il incisa alors la paroi postérieure jusqu'à l'insertion du vagin. Plaçant une main dans le vagin, il exerça une pression sur le fond de l'utérus et obtint le redressement de l'organe; suture par la voie abdominale des plaies utérines antérieure et postérieure; enfin, l'opération est terminée par une hystéropexie abdominale. Everke estime ces incisions supérieures à celles de Kehrer et de Küstner; elles sont moins longues, dit-il, ne semblant pas remarquer qu'il en pratique deux, tandis qu'il n'y en a qu'une chez les auteurs précédents. Bien que son intervention ait été suivie de succès, il ne paraît cependant pas qu'il mérite de trouver des imitateurs. D'une façon générale, nous faisons à sa méthode les mêmes reproches qu'à la méthode de Thomas. De plus, une chose nous semble particulièrement épineuse : c'est le passage successif du champ abdominal au champ vaginal pour terminer ensuite par l'abdomen, le chirurgien conservant une main dans le vagin. Il nous semble qu'il y a là des chances d'infection telles que les imitateurs d'Everke ne pourraient peut-être pas compter sur le même succès que cet auteur. En tous cas, la méthode ne peut être supérieure au Küstner, puisqu'elle ajoute à l'incision de ce chirurgien une laparotomie chez un sujet déjà affaibli par des hémorragies répétées.

CHAPITRE II

Procédés de réduction par incisions utérines.

§ 1. — Incisions cervicales latérales.

On sait que l'une des principales causes de l'irréductibilité dans l'inversion est la présence d'un véritable anneau constricteur, qui est formé au niveau du col utérin.

Sur une inversion qui paraît complète, nous avons dit qu'il persistait toujours une petite portion du col qui ne s'est pas retournée (1) ; même dans ces cas, il y a, à ce niveau, un véritable agent d'étranglement qui s'oppose plus ou moins au passage du corps utérin, lorsqu'on tente de le réinverser ; l'existence de cet anneau est si nette et si visible dans certains cas qu'il devait forcément venir à l'idée des chirurgiens d'agir là comme dans l'étranglement herniaire et de débrider l'agent d'étranglement.

Il est vrai que dans nombre d'autres cas, au contraire, ce n'est ni à la rigidité du col, ni à la présence de l'anneau cervical des inversions incomplètes qu'il faut attribuer l'irréductibilité.

La paroi utérine entière a subi une dégénérescence com-

(1) In Denucé.

plète : elle est sclérosée, épaissie, sur toute sa hauteur. Corps et col sont également rigides, et les incisions isolées d'une de ces deux portions sont également insuffisantes.

C'est Barnes et Marion Sims qui ont proposé les premiers les incisions cervicales, celles-ci se faisant à l'aide d'un bistouri boutonné ou d'un lithotome à manche caché. Barnes conseillait de pratiquer deux ou trois incisions longitudinales, partant du museau de tanche, et divisant les fibres circulaires de l'isthme ; il accordait à ces incisions 2 centimètres de long au maximum et un demi-centimètre de profondeur, et préférait les rendre plus nombreuses plutôt que d'en augmenter les dimensions. Bien que Barnes (1) et, depuis, Marion Sims, Kemp, Wilson (2), Aabuckle (3), aient cité des cas heureux, cependant cette pratique ne s'est pas généralisée. Telles qu'elles étaient pratiquées, ces incisions, en effet, étaient insuffisantes, et les opérateurs, dominés par la crainte perpétuelle de l'hémorragie ou de la blessure du péritoine, ne pouvaient songer à leur donner les dimensions nécessaires. Cependant, deux cas caractéristiques sont venus s'ajouter dans ces dernières années.

Barton Hirst (4) opéra une inversion datant de 3 mois. Il pratiqua sur le col une incision postérieure, pinça les lèvres avec des pinces et réduisit l'inversion.

Doyen (5) opéra par incision antérieure. L'inversion

(1) *British med. J.*, 1876.
(2) *Lancet*, 1877.
(3) Crampton's tables, *loc. cit.*
(4) *Am. J. of obstetrics*, 1900.
(5) *Technique chirurgicale*, p. 428.

datait de quelques mois. Il pinça le col, incisa transversalement la muqueuse vaginale, décolla et écarta la vessie, puis sectionna longitudinalement l'anneau inverti ; le col demeurant fixé par des pinces, la réduction fut facile.

Notons, dans ces deux cas, un fait important, c'est que l'inversion était incomplète, et l'anneau du col semblait nettement le principal obstacle à la réduction.

Nous avons la conviction que, bien systématisées, les incisions cervicales rendront le plus grand service dans la cure de l'inversion; notre conviction, d'ailleurs, a été établie par un certain nombre d'opérations d'ablation, par voie vaginale, de fibromes interstitiels, auxquelles il nous a été donné d'assister.

M. Segond commence, en effet, par pratiquer 2 larges incisions latérales; grâce à cette hystérotomie cervicovaginale, nous avons vu dans 6 cas, que nous citons, une inversion utérine complète se produire à la fin de l'opération; cette inversion se réduisait d'ailleurs avec la plus grande facilité; il nous a semblé logique de conclure que, si une hystérotomie bilatérale permettait d'invertir un utérus sain, les incisions identiques pratiquées sur un utérus inverti devaient en assurer la réduction.

Les craintes qu'inspiraient autrefois les incisions du col semblent aujourd'hui disparues, et nous les voyons maintenant recommandées par les accoucheurs, dès qu'il s'agit d'obtenir artificiellement une ouverture large du col. « Je tiens à constater, dit M. Potocki, que nos idées relatives à l'utilité et à la gravité des incisions du col ont fait beaucoup de chemin et que ces incisions, qui étaient, sinon complètement abandonnées, du moins presque universellement condamnées, sont, au contraire, considérées aujourd'hui comme inoffensives et très souvent utiles (1). »

Il est bien entendu qu'il ne s'agit pas, en ce moment, d'incisions pour inversion ; nous tenons simplement à montrer combien, à l'heure actuelle, sont tombées les craintes qu'inspirait le débridement cervical. Les grandes incisions du col pour amener extemporanément l'orifice aux dimensions nécessaires pour le passage de la tête du fœtus ont été préconisées dans certains cas de dystocie (Dursen, 1890). Cet auteur n'a pas cessé d'y avoir recours, et nombre d'accoucheurs étrangers l'ont suivi dans la voie qu'il a tracée. Les incisions qu'il pratique quand l'évasement du col est complet sont au nombre de deux ou davantage; elles doivent intéresser le col dans toute la portion qui déborde l'insertion vaginale... « L'évasement étant complet et la dilatation de 2 centimètres, on sera autorisé à donner à ces incisions 2 à 3 centimètres de profondeur... Je les pratique à droite et à gauche surtout (2). » Nous proposons, dans l'inversion, des incisions d'étendue encore plus considérable s'il le faut, et ces incisions, nous les avons vu pratiquer par M. Segond dans l'hystérotomie.

Il sectionne, en effet, le col dans toute sa hauteur, d'un côté ou des deux côtés ; grâce à cette hystérotomie cervico-vaginale uni ou bilatérale, on obtient, extemporanément et sans jamais risquer d'ouvrir le péritoine et de blesser l'uretère, le libre accès dans la cavité du corps utérin ; le

(1) *Bull. Soc. gyn. et obst.*, 1899.
(2) Potocki, *loc. cit.*, déc. 1899.

col une fois sectionné jusqu'au niveau de l'isthme, nous avons une large ouverture à travers laquelle rien n'est plus simple que de pénétrer dans la cavité utérine et d'en explorer les parois par le toucher.

L'usage des incisions latérales nous permet de pénétrer sans danger à une hauteur suffisante. M. Varnier (1) juge en effet périlleux le débridement que l'on serait tenté de faire en avant et en arrière ; bien qu'il s'agisse en effet d'un cas de dystocie par rigidité du col, nous ne pouvons qu'adopter d'une façon générale ses conclusions. « Jamais, en avant ou en arrière, les incisions ne devront dépasser les insertions vaginales, aller plus loin serait s'exposer, en arrière, à perforer le Douglas et, en avant, à léser le bas-fond vésical ; le point de repère anatomique sera l'insertion du vagin ; c'est évidemment à cause de ce double danger que notre collègue, M. Segond, a tenu à affirmer ses préférences pour les incisions latérales : même prolongées, elles restent au moins sous-péritonéales. »

En résumé, l'hystérotomie cervico-vaginale donne, plus que toute autre, un très large accès dans la cavité utérine. Elle n'exige jamais ni le décollement de la vessie, ni l'ouverture du péritoine, elle respecte sûrement les uretères, elle s'exécute sans risque d'hémorragie et, si parfois elle nécessite la section des utérines, l'hémostase par ligature ou par forcipressure n'en reste pas moins toujours facile et sûre ; il est enfin bien évident que la section cervicale se répare aussi bien lorsqu'elle est latérale que lorsqu'elle porte sur un point quelconque du col ; une suture au catgut,

(1) *Soc. gyn. obst. et péd.*, 1899.

d'exécution simple, assure toujours le résultat. « Je puis même dire par expérience que, lorsqu'on juge prudent de ne pas recoudre le col, afin de mieux éviter toute rétention possible dans une loge d'énucléation trop vaste, les choses n'en vont pas moins bien, et la reconstitution du col se fait dans les meilleures conditions (1). »

Nous donnons ci-dessous les six observations dans lesquelles nous avons vu se produire, puis se réduire, avec facilité une inversion après hystérotomie bilatérale.

OBSERVATION 1. — *Fibromes interstitiels de la paroi utérine postérieure pesant 700 grammes, ablation par morcellements après hystérotomie cervico-vaginale bilatérale, inversion pendant l'opération. Guérison.* — C..., nullipare, 30 ans, opérée le 1er novembre 1898, par hystérotomie bilatérale, comprenant toute la hauteur du col qui permet d'écarter largement les deux lèvres du col ; un coup de bistouri découvre le fibrome qui est situé dans la paroi postérieure, et est morcelé en 12 fragments. Les tractions exercées sur le dernier fragment, qui est le plus volumineux, inversent l'utérus en totalité; on peut donc en explorer la paroi facilement avec la main, — réduction facile de cette inversion en prenant soin de ne pas abaisser l'utérus pendant la réduction. Pansement sans suture des lèvres utérines ; suites opératoires apyrétiques ; guérison. Opérée revue dernièrement ; parfait état de santé ; pas de pertes, règles d'abondance moyenne et non douloureuses, les incisions de l'hystérotomie sont réunies dans toute la portion sus-vaginale et leurs traces se réduisent à deux encoches commissurales portant sur le museau de tanche.

OBS. 2. — Jeune femme 28 ans, une grossesse, opérée 2 avril 1898, Salpêtrière ; hystérotomie cervico-vaginale bilatérale com-

(1) P. SEGOND, *Société d'obstétrique, gynécologie et pédiatrie*, 1899.

prenant toute la hauteur du col ; fibrome très haut situé ; le tire-bouchon mis en place abaisse la tumeur ; le fibrome est morcelé en 9 morceaux ; poids 835 grammes ; les tractions sur le dernier fragment, très volumineux, inversent complètement l'utérus.

Cette inversion permet une exploration minutieuse de la coque, qui est amincie au point de ne mesurer qu'un demi-centimètre, mais est parfaitement intacte ; l'inversion est réduite facilement ; la cavité est bourrée après lavage, les lèvres ne sont pas suturées ; suites opératoires excellentes. Opérée revue le mois dernier ; pas de pertes, pas de douleur ; pour toute cicatrice, deux encoches au niveau du museau de tanche.

Obs. 3. — *Fibrome de la paroi postérieure pesant* 1.260 *grammes, ablation de morcellement en* 14 *morceaux après hystérotomie bilatérale, inversion. Guérison.* — Nullipare, 32 ans, opérée à la Salpêtrière le 3 décembre 1898 ; l'hystérotomie cervicale bilatérale met à jour le fibrome, qui descend bas dans la paroi postérieure ; ablation en 14 fragments ; le dernier fragment, qui est, comme toujours, le plus volumineux, amène l'inversion utérine ; réduction facile ; cavité bourrée à la gaze ; les incisions ne sont pas suturées ; suites excellentes ; guérison. On a reçu des nouvelles de la malade il y a 6 mois ; elle n'accuse aucun trouble.

Obs. 4. — Femme de 37 ans, une grossesse, opérée à la Salpêtrière le 10 mai 1900 ; hystérotomie par le procédé habituel. Morcellement en 13 fragments d'un fibrome de 540 grammes, situé dans la paroi utérine postérieure ; inversion avec l'ablation du dernier fragment ; exploration de la paroi utérine extrêmement amincie en arrière, réduction facile, tamponnement, pas de suture, guérison.

Obs. 5. — V., 43 ans, multipare, opérée le 22 juillet 1899, hystérotomie bilatérale ; inversion au moment de l'ablation du dernier fragment d'un fibrome pesant 805 grammes et morcelé en 18 fragments : pas d'hémorragie ; pas de suture, guérison. La malade, revue le mois dernier, n'a pas de pertes et présente comme cicatrice deux encoches au niveau du museau de tanche.

Obs. 6. — Femme 40 ans, très anémiée, paludique, opérée 30 décembre 1898, hystérotomie bilatérale jusqu'au niveau de l'ishme; au moment de l'incision, hémorragie du côté droit; on place une pince de Kocher longue qui suffit à arrêter le sang; ablation d'un fibrome en 7 fragments. Au moment de l'ablation du dernier fragment, inversion utérine, réduction facile; la cavité est bourrée à la gaze iodoformée; la pince est laissée pendant 24 heures sur l'utérine droite; enlèvement de la pince au bout de 24 heures; pas d'hémorragie, pas de particularité à signaler dans les quelques jours qui suivirent l'opération.

Ces observations suffisent à nous montrer combien il faut considérer comme exagérés, à l'heure actuelle, les dangers que l'on attribuait au débridement du col: on leur reprochait, en effet, de risquer de blesser les organes voisins et d'exposer à l'infection ou à l'hémorragie. Nous avons vu comment les incisions bilatérales nous mettaient à l'abri du premier reproche; quant aux risques d'infection, ils peuvent être évités par un nettoyage soigneux de la surface utérine et de la cavité vaginale. Nous ne disons pas que l'asepsie de cette région soit facile à réaliser, mais il n'y a là aucune précaution à prendre que l'on ne prenne dans toutes les hystérectomies vaginales. La crainte de pénétrer dans le péritoine ne devrait donc pas nous arrêter, mais, en réalité, on *n'y pénètre même pas*. Il suffit d'ailleurs, pour expliquer ce fait, de se rappeler les dispositions anatomiques du péritoine et du tissu cellulaire de la base des ligaments larges au niveau du col utérin.

Sur une cinquantaine de cas d'hystérotomie bilatérale,

dans lesquels les incisions sont remontées jusqu'au niveau de l'isthme, M. Segond n'a jamais blessé le péritoine; cette pénétration n'aurait d'ailleurs d'importance qu'en cas de septicité exceptionnelle, si l'utérus était sphacélé, par exemple, mais alors toute opération conservatrice, quelle qu'elle fût, serait, par cela même, interdite.

Reste l'hémorragie; elle est rare, puisque nous ne la rencontrons qu'une fois sur les 6 cas que nous rapportons, et trois ou quatre fois en tout sur les 50 opérations d'hystérotomie de M. Segond. D'ailleurs, nous avouons ne pas comprendre ce que cet accident peut offrir de redoutable de nos jours pour un chirurgien; il nous semble qu'une pince de Kocher, placée sur le vaisseau et laissée à demeure vingt-quatre ou quarante-huit heures, si l'on ne peut pratiquer la ligature, suffira à rassurer les plus timorés.

Il nous a été donné de pratiquer les incisions dont nous venons de parler, dans le cas d'inversion chronique, chez la malade qui fait l'objet de l'observation suivante :

Obs. (personnelle). — *Réduction d'une inversion utérine chronique après débridement du col. Guérison.* — Mme D..., à Gartempe (Creuse). Nous trouvant chez le docteur D..., celui-ci nous demande d'examiner avec lui une femme qui présentait, disait-on, une chute de matrice de forme bizarre, son histoire était la suivante : Cette femme réglée régulièrement depuis l'âge de 15 ans, d'une excellente santé habituelle, mariée à 20 ans, avait eu deux enfants pour lesquels les couches avaient été normales ; elle avait été accouchée par une voisine sans assistance médicale. Lors de sa troisième couche, c'est-à-dire au mois de septembre 1899, la femme qui lui donnait ses soins constata après la délivrance la présence d'une « boule de chair », qui se présentait à la vulve ; il nous fut impossible de savoir si des tractions avaient été exercées sur le cordon ; quoi qu'il en soit, et sans autrement s'inquiéter de l'accident, la sage-femme improvisée rentra le tout dans le vagin, il y eut une hémorragie assez abondante, mais qui s'arrêta. Lorsque la malade se leva fort peu de jours après, et qu'elle commença à travailler, « la descente » s'accentua ; la malade se contenta de se garnir et d'appliquer des cataplasmes sur la tumeur ; elle continua à travailler aux champs n'étant guère incommodée qu'au moment de ses époques, où elle éprouvait quelques douleurs et des hémorragies plus abondantes qu'autrefois ; lorsque nous l'examinâmes, c'est-à-dire 3 mois après, le fond de l'utérus dépassait la vulve de 2 à 3 centimètres, et sa surface était le siège d'un suintement peu abondant, mais assez fétide étant donné l'absence de soins de propreté ; l'état général de la malade était d'ailleurs bon, sauf la gêne provenant de la présence de la tumeur ; on lui proposa de tenter la réduction ; mais, effrayée par le chloroforme, elle refusa ; et tout ce qu'on put lui conseiller furent des lavages antiseptiques qu'elle pratiqua d'ailleurs avec régularité par la suite. Au mois de juin, ayant déjà recueilli les observations qui font la base de ce travail, je me retrouvai dans le pays et demandai à revoir la malade ; les hémorragies avaient été plus abondantes, aussi était-elle alors affaiblie et, sur les instances de son mari, elle consentit à être opérée. Je la fis entrer à la Salpêtrière le mois suivant et pratiquai le 14 août l'opération suivante. La malade étant dans la position dorso-sacrée après antisepsie soigneuse de la région, une pince de Museux fut fixée sur le fond de l'utérus, qui fut ainsi attiré à la vulve. L'inversion n'était pas absolument complète, c'est-à-dire que l'on voyait encore très nettement une partie de la portion sus-vaginale du col former un anneau d'environ 1 demi-centimètre de hauteur enserrant la partie supérieure du col utérin ; le volume de l'utérus était un peu supérieur à son volume normal ; la consistance était ferme et légèrement élastique, sauf au niveau du col, où la rigidité était considérable, la couleur rouge, violacée sur certains points ; une tentative de réduction manuelle fut faite mais sans succès ; il fut facile à ce moment de se rendre compte que l'obstacle à la réduction était cette espèce d'anneau rigide formé par la partie non invertie du col.

L'anneau fut donc débridé à droite et à gauche de deux coups de ciseau qui sectionnèrent toute la hauteur de la portion sous-vaginale du col; mais, ces incisions ne paraissant pas suffire, elles furent prolongées vers le fond de l'utérus, c'est-à-dire alors en descendant jusqu'au niveau du point où le col était enserré par l'anneau, soit à peu près à la hauteur de l'isthme. Ces incisions au bistouri présentaient une profondeur d'environ 1 centimètre, et ne paraissaient pas comprendre toute l'épaisseur du tissu utérin. Nous plaçâmes alors sur les bords de l'incision de l'anneau deux pinces à abaissement de chaque côté, ce qui le fixa pendant les manœuvres de réduction. Celle-ci fut alors extrêmement facile et après quelques pressions de bas en haut le corps utérin reprit sa place. L'hémorragie fut insignifiante; on pratiqua un grand lavage de la cavité utérine, qui fut ensuite bourrée à la gaze iodoformée.

Désirant assurer un large drainage, les incisions ne furent point suturées. Les suites de l'opération sont absolument bénignes, pas de température; la malade dut être sondée pendant le premier jour. Le tamponnement est renouvelé au bout de 48 heures et enlevé définitivement le sixième jour. La malade sort de l'hôpital le 13 septembre. Nous avons revu la malade 6 mois plus tard. Son état est bon, les règles sont régulières, non douloureuses; l'utérus est en place, mobile, et la malade conserve pour tout vestige de l'opération deux cicatrices insignifiantes au niveau du museau de tanche.

De ces diverses observations, il nous semble permis de tirer les conclusions suivantes :

Le débridement, appliqué plus méthodiquement et avec plus de hardiesse que ne le conseillait Barnes, est appelé à rendre les plus grands services.

1° On pratiquera deux incisions latérales remontant

jusqu'à la région de l'isthme inclusivement, et sectionnant en totalité la portion sous-vaginale du col. On est ainsi à peu près assuré d'avoir supprimé l'agent d'étranglement, c'est-à-dire la portion du col qui est resserrée, quand c'est elle qui est en cause. D'après Denucé, la partie qui fait obstacle à la réduction est parfois l'orifice externe du col, mais cela est rare, car, dans la majorité des observations, on constate qu'un instrument mousse passe facilement entre le col et le pédicule de la tumeur. C'est le plus généralement au niveau de l'isthme qu'existe l'agent de resserrement. Une incision haute pourra seule l'atteindre, et nous avons vu qu'on pouvait la réaliser sans danger.

2° Les lèvres de l'incision seront fixées au moyen de pinces, et, l'anneau étant ainsi immobilisé, on pratiquera les manœuvres habituelles de réduction ; il faut se souvenir aussi, ainsi que le rappelle M. Pinard, qu'il est mauvais de maintenir l'utérus abaissé pendant les tentatives de réduction ; celles-ci seront beaucoup plus faciles sur l'utérus solidement maintenu et remonté à sa place.

3° L'opération se terminera par un tamponnement à la gaze de l'utérus et du vagin ; on pourra suturer les lèvres du col par deux points au catgut, et nous avons vu que, si l'on veut assurer un drainage plus parfait, il vaut mieux s'abstenir de toute suture ; cette pratique ne gêne en rien, d'ailleurs, la cicatrisation.

Indications. — *Si, après tentatives de réduction manuelle*, on n'a pu parvenir à réduire l'inversion, il conviendra de pratiquer les débridements tels que nous les avons indiqués :

1° *Dans tous les cas d'inversion aiguë ;* à ce moment

il n'y a forcément pas d'adhérences constituées; pas de rigidité du corps utérin, et l'obstacle siège au niveau de l'anneau d'étranglement;

2° Dans les cas d'inversion chronique, lorsqu'on constatera nettement à l'examen l'existence d'une portion du col jouant le rôle d'agent d'étranglement, c'est-à-dire en somme dans tous les cas d'inversion incomplète. Ceux-ci sont loin d'être rares. D'après la statistique de Vogel (1), sur 100 cas, il n'y aurait en effet que 46 cas d'inversion complète;

3° Dans tous les cas où l'état de ramollissement ou de friabilité particulière du tissu utérin ne permettra pas de songer à des opérations plus sûres, mais aussi plus complexes.

Si l'on veut bien s'en tenir à ces indications, on trouvera dans ce procédé des débridements latéraux tous les avantages d'une méthode simple et sûre, ne nécessitant ni instrumentation spéciale ni grande habileté chirurgicale. Les incisions demeurent intra-péritonéales, ce qui, même de nos jours, présente des avantages quand il s'agit d'une surface aussi difficile à désinfecter que celle d'un utérus inversé.

Mais bien d'autres causes d'irréductibilité peuvent encore entrer en jeu; c'est alors dans ces circonstances qu'il conviendra d'avoir recours aux interventions, remarquablement ingénieuses, mais plus complexes, que nous allons maintenant exposer.

(1) *Zeitschrift f. Geburtshulfe und Gynecologie*, 1900.

§ 2. — Méthode de Küstner.

L'idée de réduire l'utérus inverti par voie vaginale après incision verticale sur la paroi postérieure et par celle-ci pratiquer la dilatation du canal vertical appartient à Browe (1) ; mais c'est Küstner qui a développé cette idée et qui l'a érigée en méthode. Quoi qu'il en soit, elle est simple et ingénieuse, et, si elle ne doit pas être conservée telle que son auteur l'a décrite, il a suffi d'un simple perfectionnement pour en faire un procédé de réduction auquel il nous semble difficile qu'une inversion puisse résister. Comme tous les auteurs qui ont su voir les causes de l'irréductibilité, Küstner s'est efforcé d'atteindre un triple but : détruire les adhérences, fixer et élargir le collet, faciliter le retournement de la poche.

Il réalisait ces deux premières conditions en incisant transversalement par le vagin le cul-de-sac de Douglas. Un doigt introduit dans l'incision reconnaissait et fixait le collet ; enfin une incision longitudinale du fond de l'utérus facilitait l'inversion. L'observation de Küstner, que nous citons d'ailleurs in extenso sera absolument démonstrative :

Obs. — « R. Sill..., 19 ans, primipare, le 7 février 1893, accouchement après trois jours de travail. Délivrance par tractions sur le cordon ; à la suite de ces manœuvres, l'utérus inverti apparaît à la vulve, mais est refoulé dans le vagin ; à partir de ce jour, hémorragies continuelles. En mars, tentative infructueuse de réinversion, la malade est atteinte d'une anémie profonde à laquelle se joignent des troubles mentaux, elle entre le 21 juin à

(1) *N.-York med. Journ.*, 1883.

la clinique. Examen de la malade : inversion complète, corps utérin peu augmenté de volume ; il ne reste rien du col utérin, dont la muqueuse se continue directement avec celle du vagin. En deux mois il est fait quatre tentatives de réinversion sous le chloroforme. Le colpeurynter est placé pendant deux jours par mon assistant, von Knorr. Au mois d'août, à mon retour, je constate que ces tentatives sont restées infructueuses et que leur seul résultat est qu'il existe maintenant un col utérin d'environ 1 centimètre et demi. Le 14 août, après nouvelle tentative de réduction manuelle, je procède à l'opération suivante :

« La malade est en position dorso-sacrée ; l'utérus est abaissé par des crochets ; j'incise alors transversalement le cul-de-sac de Douglas et par là j'introduis l'index gauche dans l'entonnoir, que je reconnais libre d'adhérences. Je vais alors jusqu'au fond et, du doigt recourbé en crochet, j'amène l'utérus à la vulve ; fixant toujours par le cul-de-sac de Douglas l'anneau, avec le doigt je tente de refouler l'utérus, mais sans succès; laissant alors l'index gauche dans l'entonnoir, je coupe la paroi postérieure de l'utérus, exactement sur la ligne médiane à partir de la région de l'orifice interne du col, sur une longueur de 2 centimètres ; nouvelle tentative de réduction de l'utérus, elle réussit « comme en se jouant ». Ceci fait, je mets l'utérus réinverti en rétroflexion ; je tire, au moyen d'une pince à crochets, les lèvres de la plaie utérine à travers la plaie du cul-de-sac de Douglas et je la suture au moyen de trois sutures profondes et deux superficielles. Enfin, je ferme l'incision de Douglas par cinq points séparés. L'utérus est alors en place, et son col laisse passer une sonde de 10 millimètres à 7 centimètres de profondeur.

« Suites opératoires nulles, sauf une température de 38° pendant deux jours ; pas d'hémorragie ; les fils du Douglas sont enlevés le huitième jour. Le douzième jour, j'examine la malade, l'utérus a repris son volume, il est en antéflexion normale. »

En résumé, l'opération de Küstner comprend les temps suivants :

1° Incision transversale du Douglas ;

2° Le doigt pénètre dans l'entonnoir d'inversion et détruit les adhérences ;

3° Incision longitudinale médiane de la paroi postérieure : elle commence à 2 centimètres au dessus de l'orifice externe du col ;

4° Réinversion de l'utérus en fixant l'entonnoir par le doigt introduit dans le Douglas et en en repoussant le fond ;

5° Suture de la plaie utérine par des fils profonds et superficiels ;

6° Suture du cul-de-sac de Douglas.

Telle qu'elle vient d'être exposée, la méthode nous paraît à la fois logique et peu dangereuse. Elle a donné entre les mains de son auteur un remarquable succès ; mais répond-elle à tous les cas ?

Nous avons recherché soigneusement dans les revues, tant européennes qu'américaines, les cas opérés par le Küstner, et nous sommes arrivé à un total de 8 observations qui nous suffisent d'ailleurs pour fixer notre opinion.

OBS. DE NETZEL (*Hygiea*, 1897). — Femme de 31 ans, 5 enfants, inversion le 23 juin 1895 ; au bout de 6 mois, deux tentatives infructueuses de reposition, l'une manuelle, l'autre par tamponnement ; puis par application du colpeurynter. Le 4 février 1896, opération de Küstner, la réduction est facile ; pas de suites opératoires.

OBS. DE ROBB (*Frommel's Fahresbericht*. 1895). — Opération de Küstner type dans un cas d'inversion utérine chronique ; pas de difficultés. Guérison.

OBS. DE PERLIS (*Central. Gyn.*, 1898). — Femme 35 ans, 2 enfants, inversion datant de quelques semaines ; pendant 12 jours, on fait différentes tentatives de réinversion. « La malade est pendant ce temps une vraie martyre au sens complet du mot. » Opération de Küstner; durée huit minutes; pas de suites opératoires ; 15 jours après la malade se lève.

Obs. de Salin (*Central. Gyn.*, 1897). — Femme de 27 ans, 2 enfants, inversion utérine datant de 3 mois et demi. Ce sont des hémorragies continuelles qui l'obligent à entrer à l'hôpital; on applique le colpeurynter vingt-quatre heures sans résultat. On tente la reposition manuelle sous le chloroforme; mais le tissu du col utérin éclate. Nouvelle application du colpeurynter pendant vingt-quatre heures ; l'opération de Küstner est alors pratiquée, la réduction est impossible. Sans beaucoup insister, étant donné le mauvais état de l'utérus, Salin pratique l'hystérectomie vaginale. La malade guérit.

Obs. de Josephson (*loc. cit.*). — Femme 42 ans, primipare, inversion utérine datant de dix-sept années pendant lesquelles la malade a souffert d'hémorragies continuelles. Pendant ce laps de temps, plusieurs tentatives infructueuses, colpeurynter, électricité, etc. Opération le 25 janvier 1895. Méthode Küstner. Bien que l'incision soit prolongée jusqu'au fond de l'utérus, la réduction est impossible et l'hystérectomie vaginale est pratiquée sans autre incident.

Une deuxième observation de Josephson lui donna également un insuccès par le procédé de Küstner et se termina par hystérectomie.

Obs. de Duret. — Deux cas dans lesquels la méthode de Küstner est impuissante et qui se terminent par l'hystérectomie vaginale. Nous aurons à revenir sur ces observations quand nous traiterons cette dernière opération.

Obs. de Struthers (*Scottisch M. and S. J. Edinb.*, 1899). — Inversion utérine chronique datant de onze mois, guérie par incision transversale du Douglas, puis incisions larges du corps utérin sans section du col, l'index gauche fixant l'anneau à travers l'incision de Douglas. L'utérus est réduit assez facilement après quelques manipulations.

Depuis, Küstner (1) a eu l'occasion de pratiquer deux fois son opération : l'une, dans une inversion par fibrome, nous y reviendrons plus loin, l'autre dans une inversion puerpérale datant de 1 an et demi. Dans ce dernier cas, et après incision, la réduction fut obtenue moins par pression sur l'utérus que par des tractions exercées au moyen de crochets enfoncés dans la plaie utérine par l'incision du Douglas.

Il recommande d'opérer de bonne heure et de pratiquer des incisions larges. Les insuccès de Salin et de Josephson seraient dus à des incisions trop courtes.

Il reconnait d'ailleurs la supériorité de la méthode de Piccoli.

Nous nous trouvons donc en présence de 10 cas dans lesquels 5 seulement ont été heureux pour l'opération qui nous occupe. C'est déjà un joli succès, si l'on veut bien réfléchir qu'il s'agit là d'inversions anciennes et sur lesquelles plusieurs chirurgiens s'étaient déjà longuement exercés, mais cependant cela n'est pas suffisant. Pour faire du Küstner la méthode de choix, il suffisait de peu de chose : prolonger l'incision longitudinale du corps utérin jusqu'à la rencontre de l'incision transversale du Douglas. Mais ce rien modifie de fond en comble le principe de la méthode, car si, dans le Küstner pur, la réinversion est toujours un retournement en doigt de gant, dans le procédé modifié, la réinversion ne devient plus que la suture de deux valves utérines ramenées en avant.

La genèse de cette opération, qui nous semble répondre, à l'heure actuelle, à toutes les indications, est curieuse. Comme le fait s'est produit assez fréquemment, elle a été imaginée presque simultanément ou du moins à quelques

(1) *Congrès des médecins allemands*, Hambourg, 1901.

mois d'intervalle par trois chirurgiens qui, de la meilleure foi du monde, en ont revendiqué la priorité.

§ 3. — Méthode de Küstner modifiée. — Procédé de Piccoli ou colpo-hystérotomie postérieure.

Le 19 décembre 1893, Piccoli, de Naples, dans un cas d'inversion irréductible, tenta tout d'abord la réduction par le procédé d'incision du col et n'y réussit pas. La malade étant très anémiée par des pertes de sang, il fit rapidement une hystérectomie vaginale et la sauva. Après cette opération, cherchant à réduire l'inversion sur l'utérus qu'il avait extirpé, il n'y parvint qu'en prolongeant l'incision commencée sur la face postérieure de l'utérus jusqu'à son fond. De là lui vint l'idée d'un procédé nouveau qu'il communiqua au Congrès international de médecine de Rome (mars-avril 1894). « L'obstacle à la réduction, dit-il, est causé par la rigidité de la paroi, par la rétraction et la résistance de l'infundibulum de l'inversion : de là vient la nécessité de prolonger en haut et en bas l'incision de Küstner. » Il formule donc comme il suit les règles de son opération :

La description était forcément sommaire et insuffisante, l'auteur n'ayant pas exécuté sur le vivant l'opération qu'un essai sur le cadavre l'avait amené à concevoir :

1° Abaissement de l'utérus et au besoin curettage de sa surface;

2° Large ouverture du cul-de-sac de Douglas par une incision transversale;

3° Nouvelle tentative de réinversion et, si elle ne réussit

pas, incision sur la ligne médiane de toute la paroi postérieure du col et du corps de l'utérus jusqu'au fond, s'il est nécessaire, et réinversion de l'organe;

4° Suture de l'ouverture péritonéale faite à l'utérus avec des points séparés;

5° Reposition de l'utérus et fermeture de l'espace de Douglas avec des points de suture.

Cette opération, telle qu'elle avait été formulée par Piccoli, ne fut exécutée que deux ans plus tard, en 1896, par Morisani, de Naples, et, en 1897, par Enrico Sava.

En 1898, Durel, qui ne connaissait à ce moment ni la communication de Piccoli, ni les cas de Morisani et Sava, se trouvant en présence d'une inversion chronique irréductible qu'il se proposait de réduire par la méthode de Küstner, fut forcé de modifier l'opération de Küstner exactement dans le même sens que ses prédécesseurs.

Chose curieuse, le 21 septembre 1897, Westermark, de Stockholm, se trouvant placé dans une situation analogue, avait résolu la difficulté de la même façon et publiait sous le nom de *Méthode nouvelle de réduction de l'inversion* une observation que l'on dirait calquée sur les précédentes.

La question de priorité appartient donc incontestablement aux auteurs italiens. Mais si le principe vraiment essentiel de la méthode est identique chez Morisani, Sava et Durel, du moins l'auteur français a-t-il le mérite de nous fournir une technique mieux réglée, plus simple, et surtout un procédé de suture excellent. C'est donc à lui que nous allons emprunter la description de la méthode.

Technique. — Après antisepsie soigneuse du canal vaginal et de la surface utérine, qui pourra être curettée au besoin, on saisit le fond de l'utérus avec une pince de Museux. L'organe est amené hors de la vulve, et l'inversion se complète, au cas où elle n'aurait été que de second degré. Morisani et Sava ont employé pour cet effort la traction élastique; ceci nous semble tout au moins inutile et nous pensons avec Duret qu'une pince de Museux solidement amarrée est à la fois plus sûre et plus précise. Le col s'inverse alors complètement et se présente à nous par sa face profonde, reconnaissable aux rameaux de l'arbre de vie.

Premier temps. — *Incision du cul-de-sac postérieur.* — Cette incision est transversale; elle porte sur la paroi

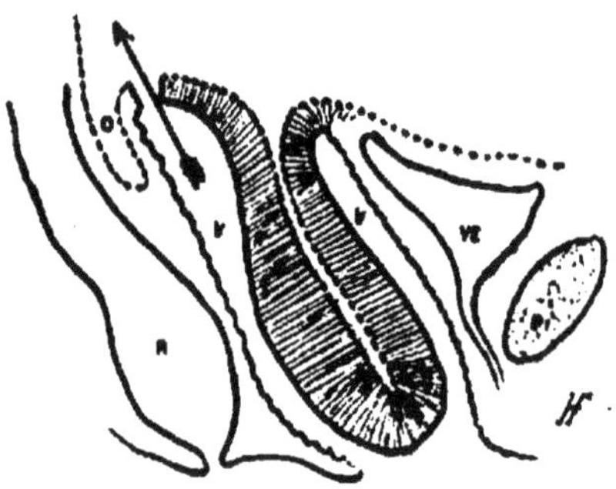

Fig. 1. — Premier temps : Incision du cul-de-sac postérieur (vue latérale). VV, cavité vaginale. D, cul-de-sac de Douglas. En pointillé, le trajet du péritoine, interrompu au niveau de l'incision transversale marquée par la flèche.

vaginale postérieure, ouvrant largement le cul-de-sac de Douglas et s'étendant au moins d'un ligament utéro-sacré à l'autre; ceci à l'effet de permettre une exploration facile avec le doigt et plus tard une large brèche pour la réduction. Le doigt étant en effet introduit alors dans l'incision pénètre dans l'infundibulum utérin, il permet de reconnaître les annexes ou même une anse intestinale qu'il protégera au besoin.

DEUXIÈME TEMPS. — *Incision verticale médiane postérieure.* — Celle-ci, qui était le principe même de l'opération de Küstner, s'est de beaucoup étendue. Elle doit partir du milieu de l'incision vaginale, diviser le col dans toute son

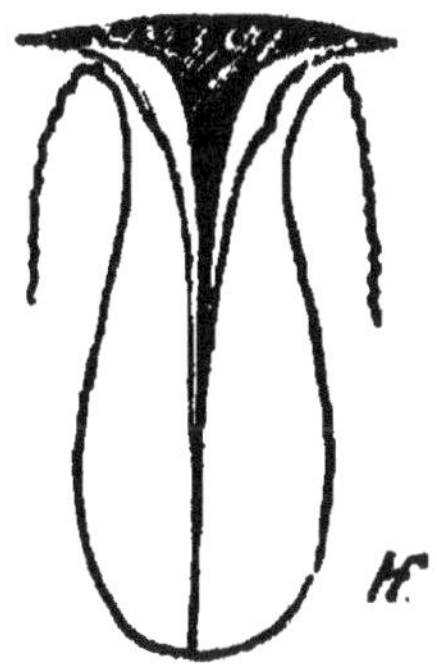

FIG. 2. — DEUXIÈME TEMPS : Incision verticale, médiane postérieure allant rejoindre l'incision transversale (vue postérieure).

épaisseur et la paroi utérine postérieure dans toute sa hauteur, allant ainsi de la muqueuse jusqu'au péritoine qui tapisse l'infundibulum.

Quel est l'instrument à employer pour cette incision? Faut-il, comme les chirurgiens italiens, choisir le bistouri boutonné. Il ne nous semble pas que là plus qu'ailleurs ce soit un instrument utile à exhumer, car, outre que, dans la plupart des cas, il est facile de voir ce que l'on fait, l'index gauche introduit par l'incision dans l'infundibulum suffit à protéger les organes qui s'y seraient engagés.

TROISIÈME TEMPS. — *Réduction de l'inversion.* — Il s'agit

alors de réduire sur place l'utérus inversé. Celui-ci est en somme formé de deux coques encore réunies en avant; plaçant alors les pouces sur la paroi antérieure, que l'on repousse en arrière, tandis que les autres doigts vont saisir et attirer en avant les lèvres de l'incision longitudinale postérieure, on retourne ainsi la paroi utérine. Ce temps est toujours extrêmement facile et une fois terminé l'opération en est au point suivant : nous avons une section transversale du cul-de-sac postérieur; l'utérus est dans le vagin, le fond en bas; la paroi postérieure, divisée, est devenue antérieure, et la surface péritonéale, primitivement interne, se retrouve en dehors; il est alors dans la position qu'il occupe dans l'hystérectomie vaginale, quand, après incision du cul-de-sac vaginal postérieur, on attire le fond et on le bascule complètement en bas et en avant. Il ne s'agit plus maintenant que de fermer la brèche utérine et de remettre l'organe en place. Le procédé de suture employé diffère notablement chez les auteurs italiens et chez Duret. Morisani et Sava se sont contentés de points séparés et d'un seul plan péritonéo-musculaire; Piccoli, sans préciser, se contente d'indiquer les points séparés comme mode de suture. Nous pensons avec Duret qu'il importe grandement qu'il y ait une coaptation très exacte et très hermétique de l'incision utérine. On adoptera donc une suture à deux plans, l'un pour la muqueuse, l'autre pour la musculeuse et séreuse; on courra ainsi beaucoup moins de risques de malformations utérines dans les grossesses futures et, d'autre part, une coaptation exacte évitera bien plus sûrement les risques d'une infection locale, toujours à craindre après l'ouverture d'une cavité viscérule comme la cavité utérine. Faut-il enfin suturer l'utérus en un seul temps du fond jusqu'à l'orifice externe du col? Pratiquant ainsi l'opération, Morisani a constaté quelque temps après une éversion, un ectropion du col.

Pour éviter cet inconvénient, Durel suture dans un premier temps le corps de l'utérus jusqu'à l'isthme, puis il réduit l'organe dans la cavité pelvienne. Le col, divisé

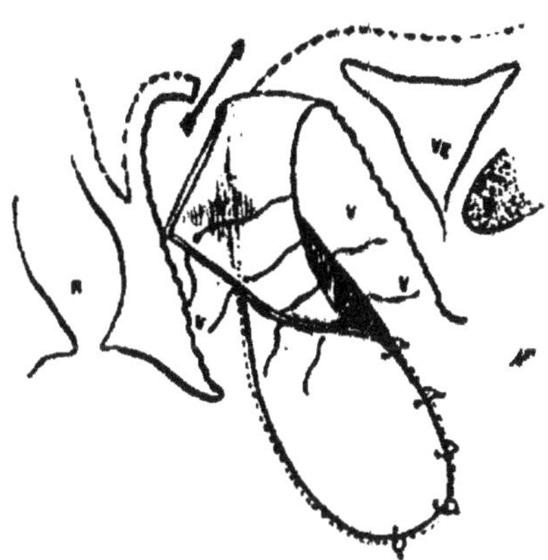

FIG. 3. — DÉBUT DU QUATRIÈME TEMPS : Le rabattement en avant des deux valves utérines n'est pas encore terminé (mêmes indications que fig. 1 et 2, le péritoine en pointillé).

jusqu'à l'isthme, se présente dans le fond du vagin. On effectue la suture à deux plans dans un second temps. Le grand avantage de cette pratique, c'est que la réfection est ainsi plus parfaite et qu'il n'y a plus à craindre d'ectropion consécutif. La durée de l'opération ne paraît même pas devoir être augmentée de ce fait ; chacun sait, en effet, combien il est facile, lorsqu'un utérus se laisse abaisser, de suturer les incisions portant sur le col. Nous résumerons donc ainsi les derniers temps de l'opération :

Quatrième temps. — *Suture de la ligne de section de l'utérus en commençant par le fond de l'organe jusqu'à l'isthme.* — *a*) Par un plan de suture profond en surjet muquo-muqueux ;

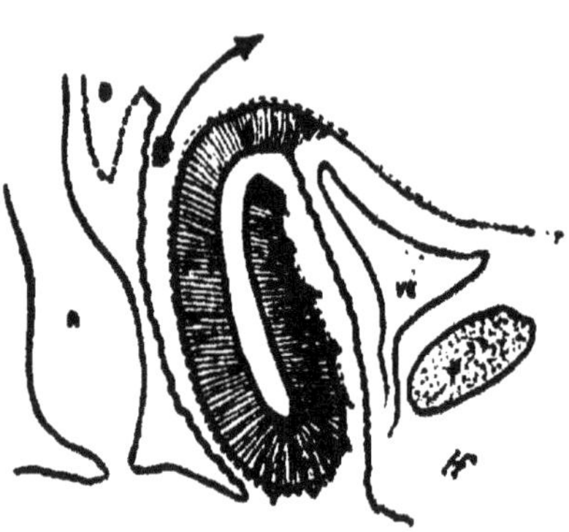

Fig. 4. — Le quatrième temps est achevé ; la suture faite du fond vers le col ; la flèche indique le sens dans lequel se fera la reposition (mêmes indications que pour la fig. 1). La ligne pointillée indique la S. péritonéale.

b) par un plan superficiel à points séparés comprenant muscle et péritoine.

Cinquième temps. — *Reposition de l'utérus.* — L'utérus se présente dans le vagin le fond en bas ; il s'agit de le faire basculer de bas en haut pour le réintégrer dans la cavité pelvienne à travers l'incision transversale du cul-de-sac. Fréquemment cette incision ne sera pas assez large pour permettre le passage de l'utérus reconstitué ; on la complétera alors par une incision secondaire médiane partant de la lèvre postérieure de l'incision primitive sur laquelle elle se branche en T et poursuivie vers le rectum. Cette pratique a été nécessaire dans les cas de Morisani et de Duret. Nous ne pensons pas qu'il faille y recourir d'emblée au moment du premier temps de l'opération, car nous verrons que dans deux opérations l'incision transversale a suffi pour la reposition. Celle-ci s'effectuera donc dans tous les cas assez facilement, pourvu que l'on ait soin de

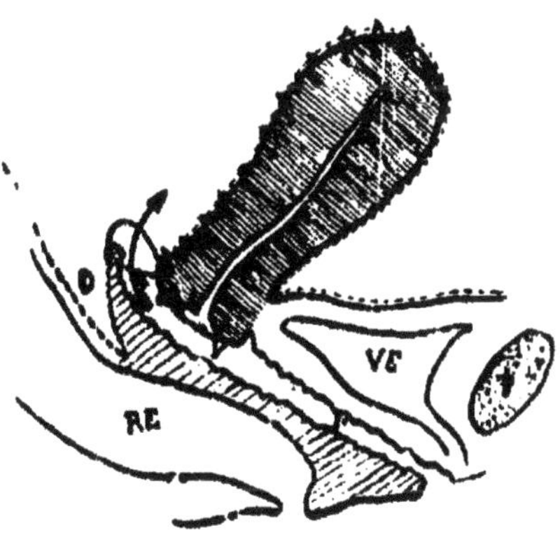

Fig. 5. — Cinquième temps : L'utérus est replacé après bascule. Le cul-de-sac postérieur est resté ouvert ; un fil placé à ce niveau pourra en rétrécir l'ouverture. La flèche montre le point où se fait le drainage et le tamponnement.

maintenir les lèvres de l'incision ouvertes et fixées par des pinces.

Sixième temps. — *Reconstitution du col utérin.* — Après refoulement du corps utérin dans l'excavation, on reconstitue le corps resté ouvert en arrière, puis on suture au catgut l'incision longitudinale du vagin, laissant ouverte au contraire l'incision transversale ; il convient, en effet, de drainer largement au moyen d'un double tube passé par la boutonnière ; l'utérus présentant alors une tendance fâcheuse à se renverser à nouveau, on remplira avec des lanières de gaze le cul-de-sac de Douglas et le vagin, soutenant ainsi le corps utérin en bonne position.

La méthode étant relativement récente et encore peu répandue, le nombre des cas dans lesquels elle a été appliquée est restreint. Nous n'avons pu en relever plus de sept, chacun d'eux d'ailleurs comportant son enseignement.

OBS. 1 (MORISANI, 6 février 1890). — Femme de 25 ans, primipare, inversion survenant 15 jours après l'accouchement. Pendant 3 ans, elle subit de temps en temps des tentatives de réduction au moyen du colpeurynter. Ce n'est que 7 ans après le début de son affection qu'elle est opérée par Morisani.

Opération. — L'inversion est transformée du deuxième au troisième degré par l'application de la traction élastique sur des pinces fixées au fond de l'utérus. Incision transversale de 1 centimètre et demi sur le cul-de-sac de Douglas. L'index est introduit par là dans l'infundibulum utérin. Tentative de réduction, mais sans succès. L'incision transversale est agrandie et l'utérus incisé longitudinalement au bistouri boutonné jusqu'à 2 centimètres du fond. Nouvelle tentative infructueuse de réduction. L'incision étant prolongée jusqu'au fond, la réinversion est facile. On suture alors en un seul plan à points séparés du fond jusqu'au col ; l'utérus est replacé à travers l'ouverture du cul-de-sac postérieur par laquelle on draine. Suites opératoires entravées par une élévation de température, qui, le sixième jour atteint 40°, mais est arrêtée par une injection intra-utérine de sublimé ; 18 jours après, l'utérus est en bonne position, mobile, et ses fonctions sont normales.

OBS. 2 (BORELIUS, 26 mai 1897) (1). — Femme de 30 ans, primipare, inversion utérine au moment de l'accouchement. La malade entre à l'hôpital 5 mois après, épuisée par des hémorragies

(1) In ELLIS ESSEN-MOLLER, *Cent. f. Gyn.*, 1898.

continuelles ; après plusieurs tentatives de réduction sans résultat, Borelius pratique l'opération suivante :

Incision transversale du cul-de-sac et tentative de réduction ; incision longitudinale du corps utérin partant du fond, mais n'atteignant juste que le col ; réduction impossible. La dernière incision est alors prolongée jusqu'à la rencontre de la précédente ; il est alors facile de réduire. Suture de l'organe en un seul temps, mais sur deux plans ; on réduit facilement l'organe par l'orifice du cul-de-sac de Douglas ; l'utérus est alors en place, mais l'orifice du col est large, et il y a éversion de la muqueuse ; pas de drainage, gaze iodoformée dans le vagin. 19 juin, bon état de guérison, rétroversion légère.

Obs. 3 (Sava [1], 20 juin 1897). — Primipare, 17 ans, inversion utérine immédiate après l'accouchement ; plusieurs tentatives de réduction manuelle ; opération 3 mois après l'accident. Il est à remarquer que Sava connaissait le cas de Morisani ; il opéra donc d'une façon absolument méthodique et déterminée à l'avance; son opération fut d'un bout à l'autre celle de Morisani, sauf que, la reposition étant impossible, il fut nécessaire de pratiquer une incision verticale sur la paroi vaginale postérieure ; drainage et tamponnement pour maintenir l'utérus en antéversion ; suites opératoires nulles. La malade se lève au quinzième jour.

Obs. 4 (Westermark [2], de Stockholm, 21 septembre 1897). — Augusta K. ., 26 ans, primipare, accouchement le 5 août ; inversion opérée le 21 septembre à cause d'hémorragies continuelles ; on tente tout d'abord, mais sans succès, de réduire l'inversion par des pressions sur le fond de l'utérus, tandis que le col est dilaté et fixé par des crochets. Le chirurgien pratique alors l'incision transversale du cul-de-sac et l'incision longitudinale de l'utérus ; la réduction est facile ; suture alors en un plan et repo-

(1) *Archiv. di ost. t. Gyn.*, 1897.
(2) *Central. f. Gyn.*, 1899.

sition sans qu'il soit nécessaire d'agrandir l'incision; pas de drainage ; suture immédiate de l'incision vaginale à la soie ; le vagin n'est pas tamponné ; suites opératoires : pendant 10 jours la température oscille entre 37° et 39°; il y a une légère phlébite de la jambe gauche ; le 15 octobre, la malade se lève ; l'utérus est en rétroversion légère et n'est pas complètement mobile ; la malade est revue en décembre ; elle est enceinte de 2 mois ; l'utérus est en rétroversion.

Obs. 5 (Graeve). — Femme 37 ans, multipare, inversion utérine datant de 8 mois ; opération semblable aux précédentes ; pas de suites opératoires ; utérus en bonne position.

Obs. 6 (Duret [1], août 1898). — Inversion datant de 6 mois ; nous ne revenons pas sur cette observation, puisque nous l'avons prise comme type de la description du procédé opératoire ; notons seulement que Duret a obtenu un résultat excellent tant au point de vue des suites immédiates de l'opération que de la position définitive de l'utérus.

Citons enfin une autre opération suivie de succès, rapportée par Walgreen d'Helsingfors, 1901 (2).

En relisant attentivement les diverses observations, nous verrons qu'il faut insister sur les points suivants :

1° Chacun des chirurgiens que nous avons cités ignorait, sauf Sava et Graeve, l'opération de ses devanciers, et cependant, partant tous de la méthode de Küstner, ils sont arrivés à reconnaître la nécessité de l'incision complète s'étendant depuis le fond de l'utérus jusqu'au col ;

2° L'utilité d'un double plan de suture et surtout d'un drainage soigneux du cul-de-sac postérieur y sont nette-

(1) *Journal sc. méd.*, Lille, 1898.
(2) *Central. f. Gyn.*, 1902.

ment indiqués par les symptômes d'infection que l'on peut relever dans les observations 1 et 4 (Morisani et Westermark);

3° L'incision longitudinale du vagin n'a été nécessaire que dans 2 cas; il ne faudrait donc pas la pratiquer dès le premier temps de l'opération, mais seulement au moment de la reposition, si besoin est;

4° Dans 2 cas, observations 1 et 4, on a constaté un ectropion du col et pourtant Borelius avait fait une suture à deux plans.

La pratique de Duret, qui consiste à suturer en deux temps, c'est-à-dire à fermer l'incision du col après la reposition, se trouve ainsi justifiée;

5° Un des inconvénients les plus sérieux de l'opération, c'est la tendance qui a pu être constatée plusieurs fois à la rétroversion de l'utérus avec adhérence au niveau de la suture postérieure. Il est donc nécessaire de veiller tout particulièrement à cette complication; il semble, d'après trois des observations, qu'il soit relativement facile de l'éviter par un drainage et un tamponnement du cul-de-sac postérieur et du vagin.

En résumé, nous nous trouvons donc en présence d'une opération d'une ingéniosité remarquable; elle est facile et bénigne et compromet si peu les fonctions de l'utérus que nous venons de voir une grossesse survenir quelques semaines après l'intervention.

Jusqu'ici elle n'a pas trouvé de cas dont elle n'ait triomphé; la méthode est, il est vrai, de date récente; mais, si nous voulons la discuter au point de vue simplement théorique, nous ne voyons guère que deux circonstances qui pourront en prévenir l'emploi : ou bien ce sera un utérus atrophié, et dont les parois, complètement épaissies et sclérosées, ne pourront plus se replier en avant, ou bien, au contraire, nous aurons affaire à des parois dont l'état de ramollissement sera tel qu'elles ne supporteront pas la suture.

Hormis ces cas extrêmes, c'est-à-dire tant que l'utérus inverti sera encore un organe creux et que ses parois admettront le passage d'un fil, la colpo-hystérotomie postérieure devra être considérée comme la méthode de réduction infaillible de l'inversion utérine.

Elle n'est cependant pas sans avoir quelques inconvénients, et son procès a surtout été fait par Kehrer dont les reproches ont porté sur les points suivants :

L'incision de la paroi postérieure de l'utérus est difficile ; l'ouverture du cul-de-sac est toujours grave ; enfin, l'opération de Küstner prédispose à la rétroversion.

Récemment, en 1899, le professeur Spinelli a insisté sur cet inconvénient.

« Dans l'inversion utérine, dit-il, par suite du changement de position des organes la paroi postérieure est hypertrophiée et l'antérieure amincie (l'auteur aurait, paraît-il, constaté cette modification sur deux pièces d'hystérectomie). En outre, les ligaments ronds et les ligaments larges finissent par perdre toute espèce d'action sur la suspension de l'utérus ; il faut donc tenir compte de ces données anatomiques dans toute méthode qui cherche la réinversion de l'organe ; il ne suffit pas, en effet, de réinverser et de réduire, mais il faut encore savoir si l'utérus réduit reprend sa situation normale. Par l'opération de Küstner, on modifie la statique utérine d'une façon sérieuse : la rétroversion et peut-être la rétroflexion seront la suite de la reposition de l'organe, parce qu'il s'établit des adhérences entre la suture de la paroi postérieure de l'utérus et le fond du Douglas. »

Nous sommes absolument d'accord avec l'auteur italien sur la nécessité de veiller avec soin à la statique de l'utérus après la colpo-hystérectomie postérieure ; mais nous avons indiqué le moyen de remédier à cette tendance à la rétroversion ; les trois premières observations citées démontrent que ce moyen est suffisant. D'ailleurs, Kehrer et, avec lui, Spinelli, préconisent une méthode nouvelle de réinversion que nous allons discuter, après l'avoir exposée.

§ 4. — Colpo-hystérotomie antérieure (Méthode de Kehrer).

Kehrer a pratiqué son opération pour la première fois, le 14 février 1898, chez une femme atteinte d'inversion utérine chronique. Après avoir abaissé la matrice, il fendit la paroi antérieure verticalement depuis le col jusqu'au fond ; puis, écartant de chaque côté les bords de la plaie, il fut possible de repousser en doigt de gant, à travers celle-ci, le fond de l'utérus dans le vagin.

A mesure que le travail de réduction avançait, on plaçait des sutures à travers les parois utérines de bas en haut, c'est-à-dire du fond vers le col ; les dernières sutures mises en place, mais peu serrées, de façon à laisser le col débridé, on saisit les lèvres du col avec des crochets de Martins l'écartant autant que faire se pouvait, de façon à achever la reposition à travers cet orifice ; les dernières sutures furent alors fermées, et l'opération se termina par un tamponnement de l'utérus et du vagin. Le résultat opératoire fut bon, mais le col resta dilaté et, de l'avis de Kehrer, il eût été nécessaire de le reconstituer à nouveau.

Sans aller plus loin, nous voyons des inconvénients immédiats de ce mode d'intervention. A supposer, en effet, que l'incision antérieure soit plus facile que la postérieure, ce qui, d'ailleurs, n'est pas prouvé, la réinversion une fois faite et les sutures placées jusqu'à la hauteur de l'orifice interne du col, on se trouve dans la situation suivante : le corps utérin est encore dans le vagin, et, pour le réintroduire dans la cavité péritonéale, il faut arriver à le faire passer par la petite plaie du col. On a donc plus ou moins facilité la réinversion, mais, en tous cas, rendu beaucoup plus difficile la reposition. La difficulté fut telle, dans le cas cité par Kehrer, qu'il fut obligé, comme nous l'avons vu, de fixer les lèvres du col par des crochets ; l'un des crochets céda, et le col fut déchiré.

Spinelli, bien que partisan de l'opération de Kehrer, la trouve cependant insuffisante ; « cette méthode » doit être complétée par la colpo-cœliotomie antérieure et la fixation vaginale de Dursen.

« Ce n'est que par ce moyen qu'on a une méthode complète digne d'entrer dans le cadre de la gynécologie conservatrice. »

Obs. de Spinelli, 1900. — Femme de 27 ans, inversion utérine datant de plusieurs mois. Ouverture large du vagin par incision vagino-périnéale ; l'utérus est fixé par des crochets de Martins ; la surface de l'utérus curettée, on pratique la colpo-cœliotomie an-

térieure suivant le procédé de Dursen; l'index, introduit par la plaie vagino-péritonéale, cherche l'entonnoir formé par l'inversion et l'accroche en y pénétrant aussi loin que possible; puis, sur le doigt, on coupe verticalement le col et la paroi antérieure de l'utérus dans toute son épaisseur. On fait alors très facilement la réinversion; l'utérus tiré dans le vagin se trouvant en antéversion forcée, il n'y eut plus qu'à faire la suture et à réduire l'organe à travers la plaie colpo-péritonéale, après avoir cependant placé les fils fixateurs qui embrassaient le péritoine et le vagin et la paroi antérieure de l'utérus, immédiatement au-dessous du fond, suivant la technique de vagino-fixation de Dursen; enfin, on sutura le péritoine et la paroi vaginale. La malade guérit sans accident.

Oui (1) a également pratiqué la colpo-hystérotomie antérieure dans un cas d'inversion utérine chronique. Son procédé ne diffère pas de celui de Spinelli, sauf qu'il ne pratique pas d'hystéropexie. Son opération fut facile et suivie d'un remarquable succès.

La méthode de Kehrer nous présente-t-elle donc un progrès sur la colpo-hystérotomie postérieure? Nous ne le croyons pas. En effet, le reproche d'ouvrir le cul-de-sac de Douglas ne doit même pas nous occuper, puisque nous supposons avoir affaire à un opérateur propre; quant à la simplicité et à la rapidité, nous croyons bien avoir démontré qu'elles ne sont pas en faveur du Kehrer, surtout modifié par Spinelli. La rétroversion et les adhérences postérieures seraient évidemment un inconvénient grave s'il n'était pas possible de les éviter; mais nous savons qu'il n'en est rien.

(1) *Echo médical du Nord*, 1900.

La vagino-fixation de Dursen, proposée par Spinelli, est d'ailleurs loin d'être à l'abri de toute critique, et, sans discuter cette opération, ce qui nous entraînerait hors des limites que nous nous sommes tracées, nous pouvons rappeler que bien des gynécologues autorisés refusent tout effet utile à ce mode de fixation. Enfin, il faut nous demander si les incisions de Kehrer ne risquent pas de blesser la vessie ou les uretères ; à notre avis, c'est là le grand danger de cette intervention.

Les pièces d'autopsie d'inversion utérine sont peu nombreuses, et, dans les différents cas que nous avons relevés il n'est pas signalé de faits dans lesquels la vessie ait été entraînée dans l'entonnoir d'inversion ; cependant, rien ne nous autorise à affirmer que le fait ne puisse se produire ; en tous cas, même si la vessie est à peine attirée lors d'une inversion complète, elle sera cependant assez proche du col pour qu'une incision verticale et, à plus forte raison, une incision transversale du cul-de-sac antérieur, risquent de l'atteindre ; en tous cas, le décollement vésical constituera une difficulté de plus.

Quant à la difficulté d'exécution de l'une ou l'autre des deux méthodes, les avis sont partagés. Kehrer reproche à la colpo-hystérotomie postérieure de faire travailler dans l'obscurité. Ceci peut être vrai au début de l'opération. D'ailleurs, Küstner fait à la colpo-hystérotomie antérieure exactement le même reproche, du moins quant à sa terminaison. La présence de la vessie, dit-il, et la nécessité de l'écarter, empêchent de faire une suture bien exacte, d'où des difficultés dans les suites opératoires.

En somme, ce qui nous importe, c'est le principe même

de l'opération. Nous avons dans la colpo-hystérotomie la méthode de choix, pour la réduction de l'inversion. La colpotomie doit-elle être antérieure ou postérieure? Les observations sont encore trop peu nombreuses pour imposer une ligne de conduite absolue. Si, actuellement, nous croyons devoir pencher vers la colpo-hystérotomie postérieure, l'avenir seul nous apprendra quelles sont les indications de chacune des variétés de cette excellente opération.

CHAPITRE III

Les procédés d'ablation dans la cure de l'inversion.

Si, malgré toutes les tentatives, la réduction est impossible, si l'utérus se sphacèle, ou enfin si les hémorragies ne peuvent être arrêtées, il faudra songer à faire l'ablation de l'organe inversé ; telles sont, brièvement résumées, les indications de l'hystérectomie.

De ces diverses indications, l'irréductibilité sera certainement celle que nous devrons rencontrer le moins fréquemment à l'heure actuelle. Pour les anciens chirurgiens, au contraire, c'est la plus fréquente, sinon même un des seuls motifs de l'amputation. (Voyez Denucé, Courty.) Nous n'avons pas à insister sur les raisons qu'il y a de tout tenter avant d'en être réduit à priver une femme, souvent encore jeune, de l'organe utérin. Plusieurs des observations que nous avons citées nous montrent, d'ailleurs, combien un utérus reprendra facilement ses fonctions, une fois remis en place, même après avoir subi des débridements étendus.

La pratique des débridements latéraux et surtout la colpo-hystérotomie postérieure ont reculé bien loin les limites de l'hystérectomie pour inversion, et l'irréductibilité simple sera sans doute maintenant le plus rare parmi les indications de l'ablation de l'utérus, mais il peut se présenter les motifs pressants d'intervention. Nous voulons parler des hémorragies ; celles-ci sont souvent redoutables ; aux époques menstruelles, elles épuisent la femme et sont, dans certains cas, si fréquentes et si abondantes, que la malade est, pour ainsi dire, dans un état syncopal perpétuel. On conçoit parfaitement qu'il existe des cas dans lesquels les hémorragies nécessitent une ablation rapide; malheureusement, nous manquons d'éléments pour juger la question.

Toutes les observations d'ablation de l'utérus pour hémorragies sont anciennes et ont été effectuées par ligature ou écrasement; elles sont, en tous cas, antérieures aux dernières méthodes de réduction; les observations cliniques pourront seules nous renseigner dans l'avenir sur l'effet de ces procédés réducteurs dans les cas d'hémorragie.

Mais il est une autre indication, et celle-ci fait l'objet d'une des observations personnelles que nous allons citer, c'est l'état de gangrène qui envahit une partie ou la totalité de l'utérus; dans bien des cas, il est vrai, et plusieurs observations en font foi (1), dans les premiers jours qui suivent l'inversion, la surface de l'utérus devient rouge violacé, et paraît prête à se sphacéler, puis tout rentre dans l'ordre. Dans d'autres, au contraire, la gangrène poursuit son évolution : elle envahit soit une partie, soit la totalité de l'organe, et fut parfois assez rapide pour l'éliminer en quelques jours.

(1) Voy. Crampton's tables, *loc. cit.*; — Vogel, *loc. cit.*

Il est évident que dans ces cas de gangrène, même partielle, il ne faut pas songer à réduire l'utérus et à faire pénétrer dans la cavité abdominale un foyer septique capable d'amener une rapide infection.

Les inversions récentes ou chroniques, compliquées de fibromes, de cancers, de métrite gangréneuse, de lésions annexielles graves, nous semblent également justiciables de l'ablation, l'infection concomitante étant, à elle seule, une indication suffisante.

Un des avantages des incisions utérines est précisément de nous permettre l'exploration des annexes, cette exploration devant être, maintenant, un des temps de toute colpo-hystérotomie.

L'âge nous semble mériter également une certaine considération. Chez la femme qui approche de la ménopause, et chez laquelle toute probabilité de conception semble écartée, il est sans doute préférable d'éliminer un organe dont l'état d'infection moyenne n'eût pas fait une indication d'hystérectomie chez une femme jeune.

Enfin l'incoercibilité absolue, bien que les observations en soient extrêmement rares, nous paraît être une dernière indication.

Tels sont, brièvement résumés, les quelques cas qui nous semblent légitimer l'ablation de l'utérus dans l'inversion.

C'est aux faits de l'avenir beaucoup plus qu'au raisonnement qu'il appartiendra de nous faire connaître certaines indications que nous entrevoyons à peine aujourd'hui.

Le champ qui semblait s'ouvrir très largement à ces interventions, il y a quelques années, avec l'hystérectomie vaginale, se rétrécit singulièrement avec les nouvelles méthodes de réduction. En tous cas, ce qui nous reste à examiner maintenant, c'est la méthode à employer, l'indication de l'ablation utérine étant définitivement posée.

§ 1. — Procédés lents.

Il est évident que la première pensée qui vint à l'esprit d'un opérateur dut être l'excision simple. L'utérus, attiré à la vulve, il sectionna le col au bistouri ou au ciseau ; mais la méthode fut vite abandonnée, car là, comme partout, se retrouvèrent les formidables accidents contre lesquels luttait en vain la chirurgie de cette époque, l'hémorragie et l'infection, celle-ci amenée par communication de la cavité séreuse et de la cavité vaginale.

Aussi, depuis ce moment jusqu'à ces dix dernières années, les chirurgiens n'eurent qu'un but, trouver un procédé permettant d'oblitérer les artères et d'amener un accolement du péritoine avant la chute de l'organe ; nous renvoyons au traité de Denucé et à la thèse de Brasseur (1895) pour l'examen de ces procédés, écraseur linéaire, serre-nœuds, ablation précédée de ligature élastique, galvano-cautère, etc., etc. Seule, l'opération de M. Périer mérite de nous arrêter, tant à cause de ses nombreux succès que des traités où nous la trouvons encore recommandée de nos jours.

Le procédé d'amputation par ligature à traction élastique fut présenté avec l'instrument inventé par son auteur, en 1880, à la Société de chirurgie. Nous renvoyons au bulletin de cette époque et à la thèse déjà citée, où se trouve réuni tout ce qui a paru sur ce procédé opératoire ; les succès en furent nombreux et importants et aussi faut-il être bien persuadé de la supériorité d'une méthode nouvelle pour proposer de la substituer à ce procédé. Il n'est cependant pas sans encourir quelques graves reproches :

1° La méthode de la ligature est douloureuse, et cela pendant plusieurs jours ;

2° Elle est lente : il faut attendre 14 jours, dans les cas les plus favorables, et un mois dans d'autres ;

3° La méthode est aveugle, en ce sens qu'on ignore si une portion d'intestin ne se trouve pas incluse dans l'infundibulum d'inversion ;

4° Le moignon sphacélé est une cause d'infection et sa partie cervicale risque d'infecter le péritoine, si les adhérences et l'occlusion ne sont pas complètes.

Enfin, et c'est par là que nous terminerons, la méthode de la ligature n'est pas de notre temps ; elle ne mérite plus d'entrer dans le cadre de la chirurgie moderne.

Nous avons une opération simple, parfaitement réglée, et qui convient admirablement aux cas d'inversion utérine : c'est l'hystérectomie vaginale ; elle met mieux que la précédente à l'abri de l'hémorragie et de l'infection, et les observations en sont assez nombreuses aujourd'hui pour montrer que sa gravité n'est pas supérieure à celle de la ligature.

Tout ceci paraît peut-être évident et nous n'aurions pas insisté si, dans la thèse déjà citée, nous ne voyions l'hystérectomie mise simplement sur le même plan que la ligature.

Bien plus, en 1897, Taste, dans une thèse inspirée par M. Polosson, accorde encore et de beaucoup la supériorité à la ligature sur l'hystérectomie.

Nous avouons ne pas pouvoir dissimuler notre étonnement, quand nous lisons de nos jours le traitement d'une inversion comprise de la façon suivante :

« Le col ayant été attiré à la vulve, il fut perforé de broches en croix, une ligature élastique y fut appliquée, et la chute de la tumeur se produisit 8 jours après. »

La malade guérit, il est vrai, mais n'eût-elle pas guéri mieux et plus vite par une hystérectomie? Ceci n'est d'ailleurs pas un argument. On a compté bien des cas favorables après fixation des pédicules de fibrome à la paroi et bien des fistules aussi ont été guéries par l'écraseur de Chassaignac.

Quel chirurgien voudrait cependant aujourd'hui employer de pareils procédés ?

§ 2. — L'hystérectomie vaginale dans l'inversion.

Si la première hystérectomie vaginale dans l'inversion n'est pas antérieure à 1894, du moins, cette intervention avait-elle été désirée et conseillée depuis plusieurs années déjà.

En 1885, M. le professeur Terrier (1) demandait si, vu la possibilité d'obtenir une asepsie parfaite du vagin, il n'y

(1) *Bull. de la Soc. anat.*, 1885.

aurait pas lieu d'en venir à une ablation rapide de l'utérus, Koru (1) conseille églaement l'ablation de l'utérus et indique même l'hémi-section médiane, comme le moyen le plus favorable pour mieux protéger les organes voisins. Enfin, Sécheyron, dans son traité d'hystérectomie, indique une méthode pour le cas d'inversion, mais sans avoir jamais eu l'occasion de la voir appliquer.

La première hystérectomie pour le cas qui nous occupe est due à M. Legueu ; son observation, ainsi que les deux cas de Duret, sont reproduits *in extenso* (th. de Brasseur) ; nous ne pouvons, en effet, donner la priorité à Baldy (*Med. sur. Rep.*, 1891, observation reproduite dans la même thèse). Il s'agit, en effet, d'une « ablation de l'utérus par le vagin » sans autre renseignement qui nous indique si l'on a employé la ligature, l'écraseur ou l'hystérectomie proprement dite. Depuis, les observations, sans être encore très nombreuses, se sont multipliées. Nous citerons celles que nous avons pu recueillir. Parmi celles-ci, deux sont inédites ; elles nous permettront de tenter d'établir le procédé et les règles à suivre dans cette opération.

La technique de l'hystérectomie en cas d'inversion ne diffère que fort peu de celle habituellement employée. En tous cas, et c'est l'avis unanime de tous ceux qui ont pratiqué ou vu pratiquer cette opération, elle est d'une facilité remarquable. En effet, la difficulté de l'abaissement n'existe pas : l'inversion bien que nous présentant l'utérus retourné, lui a fait faire plus de la moitié du chemin. Si l'inversion est incomplète, il est aussi facile qu'habituel-

(1) *Central. f. Gyn.*, 1886.

lement de trouver et d'ouvrir les culs-de-sac vaginaux ; si l'inversion est complète, on peut hésiter avant de savoir où finit le col et où commence le vagin. Mais l'hémisection lève cette difficulté. Les annexes et ligaments larges, attirés dans l'entonnoir d'inversion, sont pédiculisés et s'offrent d'eux-mêmes à la pince ou à la ligature. Reste le décollement de la vessie, qui serait vraiment épineux si cet organe était habituellement entraîné dans l'infundibulum ; or nous savons qu'il n'en est rien. Sans en connaître les raisons, nous n'en constatons pas moins le fait. Quelques précautions que nous indiquerons plus loin nous mettront à l'abri d'un accident éventuel de ce côté.

Examinons maintenant la technique suivie dans les diverses observations.

Procédé de Sécheyron. — Il emploie le procédé général de Péan :

1° Hémostase préventive du corps utérin par deux pinces latérales;

2° Incision circulaire du col à la limite des muqueuses vaginales et utérines;

3° Décollement en avant et en arrière de l'utérus. Perforation des culs-de-sac péritonéaux. Par cette ouverture, on se rend compte de la présence d'anses intestinales dans l'entonnoir ;

4° Des pinces sont placées sur les parties latérales du col; puis, section au ras des pinces en commençant par un côté. Énucléation de l'utérus et pincement, puis section du ligament large de l'autre côté. Enfin, excision de l'utérus.

Ce procédé n'est appuyé sur la relation d'aucune observation. Cependant il est vraisemblable que Péan a eu l'occasion de pratiquer l'hystérectomie pour inversion, mais nous n'avons pu trouver de relations détaillées d'aucune de ses interventions. Quoi qu'il en soit, nous verrons que l'on peut employer une méthode plus simple que celle de Sécheyron, dont un des inconvénients est aussi de ne pas permettre de reconnaitre où commence le col utérin en cas d'inversion complète.

Procédé de Legueu (1894). — Le procédé employé a été le suivant :

Ouverture du cul-de-sac postérieur, puis de l'antérieur; le doigt placé dans cette ouverture, il tenta d'effondrer les culs-de-sac péritonéaux; mais ceux-ci, appliqués l'un sur l'autre, ne se laissèrent pas dilacérer.

Plaçant alors l'index gauche dans l'ouverture postérieure, il incisa le péritoine par l'ouverture antérieure, se servant de son doigt comme d'un conducteur qui pouvait lui indiquer la présence d'anses intestinales. Par l'ouverture antérieure, il lui fut alors facile de placer à droite et à gauche une pince sur les ligaments larges pédiculisés. Ceux-ci furent sectionnés entre l'utérus et les pinces, et l'hystérectomie s'acheva sans autre incident.

L'intervention ne fut gênée à aucun moment par la présence de la vessie; d'ailleurs, pour éviter cet organe, l'incision antérieure avait été faite au ras du col utérin.

Les pinces furent laissées à demeure, et le pansement complété par une mèche de gaze placée au fond du vagin. Suites normales. Guérison.

Voici maintenant une observation due à M. Faure et dans

laquelle un procédé absolument analogue a été employé avec le même succès :

Obs. I (inédite). — *Inversion utérine pour fibrome. Hystérectomie. Guérison.* — Mme P..., 46 ans, entre à l'hôpital pour des hémorragies et des douleurs ; troubles de la miction et de la défécation.

A l'examen on constate la présence d'un fibrome issu en partie de la vulve ; sa surface est ulcérée et sphacélée.

L'inversion n'est pas encore diagnostiquée, et l'opération est faite simplement en vue d'enlever le polype, qui paraît pédiculé.

Une fois amené hors de la vulve, on constate qu'il s'insère par une large face sur l'utérus.

Etant donné l'état de sphacèle dont paraît être atteinte la surface utérine, étant donné également l'âge de la femme, l'hystérectomie est résolue.

Opération. — Le fond de l'utérus est attiré et la totalité de l'organe peut être saisi dans la main, incision circulaire au niveau du point où finit le col ; ouverture du cul-de-sac antérieur après décollement de la vessie ; par cette ouverture, M. Faure examine l'entonnoir d'inversion et constate la présence des annexes, mais pas d'anse intestinale.

Il est facile de placer, à travers l'orifice, deux pinces sur les pédicules latéraux formés par les annexes et l'artère utérine ; ces pédicules sont sectionnés, puis la portion postérieure du col est également sectionnée d'un coup de ciseaux, et l'hystérectomie, qui a été d'une facilité remarquable, est ainsi terminée en quelques minutes.

Les pinces sont laissées à demeure ; une mèche de gaze iodoformée est introduite en tampon jusqu'au fond du vagin ; pinces enlevées au bout de 48 heures, mèche au bout de 60 jours ; guérison sans aucun accident ; depuis, bon état de santé.

Le procédé a été différent dans les deux cas opérés par Duret :

Première observation. — 1° L'utérus est fendu sur la ligne

médiane antérieure ; le chirurgien pénètre dans le péritoine ;

2° Le vagin est incisé de droite à gauche au niveau du col, dont la limite a été facilement reconnue par l'incision médiane ;

3° Ouverture du cul-de-sac postérieur ; incision latérale du vagin et ligature à l'aide de l'aiguille de Deschamps de l'artère utérine gauche ;

4° L'hémisection de l'utérus est complétée en arrière ; la moitié gauche est attirée fortement en bas, ce qui permet de passer trois ligatures au delà de l'ovaire et de pratiquer la section entre les ligaments et l'utérus ;

5° Même manœuvre pour le côté droit.

Deuxième observation. — 1° L'inversion est complète ; le chirurgien reconnaît par le toucher, à travers la paroi vaginale antérieure, la présence du museau de tanche ; une fois trouvé, il incise transversalement et pénètre dans le péritoine. La vessie n'est pas intéressée ;

2° Par l'ouverture antérieure les ligaments ronds sont pincés et coupés, on incise de même le cul-de-sac postérieur ;

3° Incision latérale du vagin à droite et à gauche, et ligature de l'utérine au moyen de l'aiguille ;

4° Hémisection antérieure de l'utérus et examen de l'entonnoir ;

5° Hémisection postérieure. L'opération est alors terminée comme précédemment par abaissement de chaque moitié de l'utérus, ce qui permet de placer les ligatures sur les ligaments larges au delà de l'ovaire.

Obs. 2. (1). — *Inversion utérine puerpérale. Irréductibi-*

(1) Cette observation, ainsi que plusieurs autres citées dans notre thèse, étaient encore inédites au moment où ce travail fut présenté pour le concours des prix de l'internat. Depuis, elles ont été publiées. Nous n'avons rien cru devoir y changer ici, bien que, dans leur publication ultérieure, elles aient parfois une forme différente.

lité. Utérus sphacèle. Hystérectomie vaginale. Guérison. — La femme qui fait l'objet de l'observation fut amenée, le mardi 21 avril, à la clinique Baudelocque par le docteur J.; elle présentait une inversion utérine irréductible constatée dans les circonstances suivantes :

Le mardi 21, le docteur J. fut appelé par la sage-femme auprès de C. Rose, 31 ans, primipare, jusqu'ici d'une santé parfaite, réglée à 13 ans, toujours régulièrement, règles d'une durée de 5 à 6 jours ; mariée à 31 ans ; grossesse normale ; il en avait été de même de l'accouchement et des suites immédiates jusqu'au mardi 21 ; ce jour, vers 3 heures, la parturiante, en allant à la garde-robe, sentit une grosseur entre ses cuisses, et la sage-femme qui avait pratiqué l'accouchement, constatant quelque chose d'anormal, appelle le docteur J., qui pose le diagnostic d'inversion utérine.

Après avoir pris les précautions voulues, il pratique des manœuvres de réduction aussi douces que possible ; mais, une fois la matrice réduite dans le vagin, redoutant des accidents, il fait conduire la malade immédiatement à la clinique, où elle entre à 6 heures. A son entrée, le docteur Paquy pratique également de vaines tentatives de réduction et, sur le conseil de M. Pinard, il place dans le vagin un ballon de Champetier destiné à maintenir la réduction partielle et à faire tampon en cas d'hémorragie.

Examen sous le chloroforme le mercredi 25; cet examen est pratiqué par MM. Pinard et Segond, qui constatent une inversion irréductible ayant l'aspect suivant.

Masse piriforme de couleur violacée en partie sphacélée superficiellement, dont le col étrangle l'isthme de l'utérus complètement retourné en doigt de gant. Quelques tentatives de réduction ayant échoué, étant donné la longueur du temps depuis la durée de l'inversion, tenant compte surtout d'une infection locale certaine et du sphacèle existant, MM. Pinard et Segond jugent nécessaire une intervention immédiate et décident l'hystérectomie vaginale.

« Opération (1). — L'ablation est faite avec la plus grande facilité ; il était en effet possible d'abaisser l'utérus en presque totalité hors de la vulve, à tel point qu'on pouvait saisir à pleines mains l'organe inversé ; rien n'était donc plus simple que de le trancher au ras de son insertion vaginale, et c'est ce qui fut fait.

« Voici, du reste, quels ont été les temps de cette hystérectomie vraiment extra-vaginale, si je puis ainsi dire :

« Ouverture exploratrice de l'infundibulum de retournement par incision verticale de la paroi utérine antérieure ; cet infundibulum était occupé par les annexes gauches, qui sont enlevées après forcipressure de leurs pédicules ; les annexes droites, s'engageant à peine dans la cavité, sont réservées pour plus tard. Cela fait et sans s'occuper de l'hémostase des utérines, résection de tout le globe utérin à 1 centimètre environ de son insertion vaginale, c'est-à-dire là où cessait la zone sphacélée, excision faite au ciseau ; l'hémostase de la courte manchette cervicale laissée par cette résection est assurée par un surjet au catgut et par trois pinces de Kocher ; par l'orifice central de cette manchette, les annexes droites sont saisies, puis reséquées après forcipressure de leurs pédicules ; l'artère utérine gauche avait été pincée après la section du col. »

Quant au pansement, il a été, comme celui de toutes les hystérectomies vaginales avec pinces à demeure, assuré par quelques mèches de gaze stérilisée et passées au fond du vagin ; notons cependant comme détail particulier que l'une de ces mèches a été soigneusement placée dans l'orifice de la manchette cervicale et poussée jusque dans le petit bassin ; dans ce cas, il importait en effet beaucoup d'éviter toute rétention pelvienne, et, comme l'espèce de goulot formé par la brèche cervicale, ourlée au catgut, avait une certaine rigidité, il était indispensable d'assurer mécaniquement sa béance.

Pour obtenir mieux encore ce résultat la mèche a été remplacée au bout de deux jours par un drain de dimensions appropriées.

(1) Donnée *in extenso* par M. Segond.

Les suites immédiates ont été aussi bonnes que possible. La température avait été le soir de l'entrée de 40°; le jour de l'opération, elle fut de 37°,5 et, pendant les 4 premiers jours, oscilla de 37 à 38°,5. Les pinces sont enlevées sans incident au bout de 48 heures.

La malade va à la garde-robe.

Le 29, la température monte à 39°,6; on enlève les tampons, on fait des injections vaginales au biiodure.

Le 30, température 38°; le soir, 39°,6; cependant, état général satisfaisant.

Le 1er mai, température 38°, soir, 40°; pouls 140-150; des injections sont faites toutes les 3 heures.

Le 3 mai, température 39°; état plus grave. M. Segond conseille les lavages à l'eau oxygénée.

Depuis ce jour la température va en diminuant, l'état général s'améliore. La malade sort guérie le 14 juillet.

Obs. 3. — *Inversion utérine irréductible. Hystérectomie. Guérison* (14 février 1900 [1]). — Femme de 36 ans, 6 enfants; il y a 3 mois, lors du dernier accouchement, à la suite de tractions sur le cordon, inversion et hémorragie violente. La malade se rétablit cependant, entre 3 mois après à la Charité. Souffre à ce moment de douleurs lombaires, est incapable d'un effort. Le symptôme le plus accusé était la cystalgie. L'examen montre une tumeur arrondie donnant la sensation d'un polype utérin, le col n'existe plus, il s'agit d'une inversion complète. L'utérus était revenu sur lui-même, son volume n'excédait pas celui d'un organe normal. La réduction immédiate fut tentée, elle échoua ; la réduction lente par tamponnement ne donna pas de meilleurs résultats. M. Villard décida en conséquence de pratiquer l'hystérectomie vaginale.

Celle-ci fut remarquablement simple, l'abaissement était très facile; le cul-de-sac antérieur fut incisé, puis le cul-de-sac posté-

(1) Villard, *Lyon méd.*

rieur, sans qu'il y ait eu de difficultés pour en déterminer la situation. Pour ménager la vessie, la muqueuse vaginale fut incisée au ras du tissu utérin, empiétant même un peu sur celui-ci ; une sonde était en outre placée dans la vessie ; le chirurgien put inciser facilement le cul-de-sac antérieur, et dès lors tout danger était écarté.

Deux pinces furent placées sur les utérines après que les portions latérales du vagin eurent été incisées, l'utérus n'était plus retenu alors que par les deux ligaments larges, contenant le pédicule ovarien et la trompe. Ce pédicule s'échappait à droite et à gauche de la cavité formée par l'utérus inversé comme du col d'un vase. Deux pinces à pression permettent alors de détacher la tumeur ; les suites furent des plus simples, les pinces furent enlevées au bout de 48 heures, aucune élévation thermique consécutive ; cette femme put même continuer à allaiter son enfant pendant la durée de la convalescence.

Obs. 4 (Hendotay, d'Anvers [1]). — *Hystérectomie pour inversion. Guérison.* — Inversion utérine datant de quelques semaines ; l'indication de l'opération a été fournie par des hémorragies continuelles qui épuisaient la malade ; l'inversion était complète ; le procédé opératoire suivi fut l'incision du cul-de-sac antérieur et l'hémisection ; pinces à demeure. Pas de suture. Guérison.

Obs. 5 (Franck, Cologne [2]). — *Hystérectomie pour inversion par fibrome. Guérison.* — L'indication de l'opération a été la présence d'un fibrome en partie sphacélé et le mauvais état de l'utérus. Nous n'avons pu trouver les détails de la technique suivie.

Obs. 6. — Cas de Piccoli, 1893.

Obs. 7. — Cas de Salin, 1897.

Obs. 8. — Cas de Perlis, 1897.

(1) *Soc. belge de gyn. et d'obs.*, 1897.
(2) *Soc. de gyn. et d'obs.* de Cologne, juil. 1896.

Nous avons cité ces trois observations quand nous nous sommes occupé du procédé de Küstner ; la technique suivie a été l'hémisection médiane, puisque dans ces trois cas l'intervention a débuté par une tentative de réduction, suivant le procédé type de Küstner ; l'hémisection médiane postérieure a été continuée par une incision antérieure. Les deux valves utérines ont été enlevées après hémostase des ligaments larges.

Ajoutons enfin 2 cas de Walgreen (1) et un de Nijoff (2), sur lequel nous aurons à revenir.

Voici donc un total de 11 observations nouvelles depuis le dernier travail d'ensemble (1895) fait sur l'hystérectomie vaginale dans l'inversion. Toutes sont suivies de guérison. Essayons donc de tirer de ces différents cas quelques conclusions pratiques.

Tout d'abord au sujet des indications.

Nous notons dans cinq cas l'irréductibilité ; mais était-elle absolue ?

Dans les observations de Piccoli, de Salin et de Perlis, le procédé type de Küstner a seul été employé. Il est infiniment probable que l'incision prolongée au niveau du col, c'est-à-dire réalisant l'opération de Piccoli et Duret, aurait permis la réduction.

Il en est de même de l'observation de M. Legueu. Celui-ci avoue d'ailleurs volontiers qu'il se serait empressé de tenter la réduction par cette méthode.

Mais à ce moment (1894), elle n'existait pas telle que nous l'avons décrite. Le procédé de Küstner était lui-même à peine vulgarisé.

(1) Walgreen, *loc. cit.*

(2) Nijoff, *Central f. Gyn.*, Groningen, 1901.

Dans le cas de Villard (février 1900), au contraire, aucune tentative de réduction sérieuse à notre point de vue n'a été faite, le chirurgien ayant laissé de côté les seules méthodes que nous considérons comme vraiment efficaces dans les cas difficiles. Voici d'ailleurs comment l'auteur expose les motifs de son intervention : « Les tentatives de réduction lentes (tamponnement) ou extemporanées (réduction manuelle) ayant échoué, j'ai préféré l'hystérectomie à des tentatives de réduction après incision du col, car il n'existait plus, à proprement parler, de col ni d'isthme, l'inversion étant complète, et, d'autre part, cette réduction, même couronnée de succès, aurait laissé une assez large plaie utérine non suturée et susceptible d'infection plus grave, par conséquent, qu'une hystérectomie. »

L'absence de collet contre-indiquait, en effet, la pratique des débridements latéraux, ainsi que nous avons eu l'occasion de le dire ; mais la dernière phrase du rapport montre simplement que l'auteur n'avait pas eu l'occasion de connaître les observations, de Morisani, Sava, Duret, etc.

Dans trois autres observations, c'est le mauvais état de l'utérus et surtout l'infection (Segond, Faure, Franck) qui ont fait pratiquer l'hystérectomie ; c'est là une des plus sérieuses indications de l'intervention, quoi qu'en puisse penser M. Polosson (1), dont l'opinion n'est d'ailleurs appuyée par aucune observation.

Il faut surtout, suivant le conseil de M. Segond, faire porter la section du col aussi loin que possible du tissu

(1) In thèse Taste, Lyon.

sphacélé ; et c'est à cette précaution insuffisamment prise peut-être, par crainte de lésions vésicales, qu'il attribue les phénomènes d'infection qu'a présentés sa malade.

Enfin, dans le cas d'Henrotay, c'est l'hémorragie qui a fait aboutir à une hystérectomie.

Si nous en venons maintenant à examiner les méthodes employées, nous voyons que, sauf Duret, qui a eu à intervenir successivement dans 2 cas, les opérateurs sont partis sans idée préconçue ; la première incision une fois faite, ce sont les circonstances qui leur ont dicté leur conduite dans les temps suivants.

Le procédé d'hystérectomie par hémisection médiane, semble cependant, avoir groupé la majorité des opérateurs ; il s'imposera d'ailleurs forcément dans tous les cas d'irréductibilité, où l'hystérectomie n'interviendra qu'après insuccès de la méthode de réduction par incision postérieure.

Un seul temps est difficile, c'est lorsqu'il faut déterminer exactement la situation du cul-de-sac antérieur dans l'inversion complète.

Si l'hystérectomie a été précédée de l'incision Piccoli Duret, la position du col sera déterminée immédiatement. Dans le cas contraire, il sera bon de le rechercher par un palper soigneux de la paroi vaginale antérieure, comme Duret (2e obs.). Mieux encore, on pratiquera avec précaution une incision longitudinale du fond de l'utérus (Segond, Duret, 2e obs.). Le doigt introduit dans l'infundibulum, on reconnaîtra le contenu, et on déterminera la situation exacte du col.

Comment terminer l'opération ? Duret a placé des ligatures, Segond, Legueu, Faure ont laissé des pinces; en tous cas, ces auteurs insistent pour maintenir l'ouverture du dôme vaginal assurant le drainage du petit bassin, si on soupçonne l'infection de la surface utérine.

Les opérateurs partisans de l'angiotripsie trouveront, dans l'hystérectomie pour inversion, l'occasion d'appliquer leur méthode avec une facilité relative.

Longuet (1898), dans un article sur la technique de cette opération, article qui ne fait que résumer la pratique de Duret, conseille de terminer l'hystérectomie par les temps suivants :

1° Fermeture de l'infundibulum vaginal;

2° Confection d'une sangle aux dépens des ligaments larges;

3° Colpo-périnéorrhaphie s'il est nécessaire.

Il n'appuie du reste son opinion sur aucune observation nouvelle. Nous avons pu relever depuis, 2 cas d'hystérectomie pour inversion ancienne, avec suture en sangle des ligaments larges, l'un de Semm (1), l'autre de Nijof (2). Ces deux cas ont été suivis de succès.

Est-il cependant nécessaire de compliquer à l'extrême, par ces différentes pratiques, une opération si simple jusqu'ici?

Semm et Nijof ont eu de bons résultats. Mais, dans les observations précédentes, les résultats étaient excellents aussi, et cela à moins de frais.

Il nous semble que, jusqu'à plus ample informé, les mé-

(1) SEMM, Christiania.
(2) NIJOF, Groningen, *Central. f. Gyn.*, 1901.

thodes les plus simples sont peut-être les meilleures, et sans doute conviendra-t-il de s'en tenir à la technique de Segond, Legueu, Faure, Duret, qui, sans complication, les a conduits à de remarquables résultats.

CHAPITRE IV

Traitement de l'inversion par fibrome.

L'inversion utérine fibromateuse diffère notablement des formes étudiées jusqu'ici par sa pathogénie, ses causes et son aspect.

Nous n'avons cependant que peu de choses à ajouter en ce qui concerne le traitement.

La cause de l'inversion, c'est-à-dire le fibrome une fois mis à part, ne nous trouvons-nous pas comme précédemment en face d'un organe inversé qu'il s'agira de remettre en place.

Souvent l'inversion est méconnue, on croit simplement avoir à faire à un polype pédiculé plus ou moins prolabé dans le vagin; en tous cas, le premier soin devra être l'ablation du fibrome au ras de son insertion; ceci fait, on se trouvera en présence d'une poche utérine facile à examiner et dans laquelle on recherche par un palper soigneux la présence de fibromes interstitiels que l'on énucléera. On se trouvera en somme dans la situation que nous avons décrite lorsque le chirurgien pratiquant la myomectomie partielle a inverti l'utérus.

Cependant l'ablation des fibromes peut offrir quelques

difficultés lorsque la limite entre le polype et le fond de l'utérus est insuffisamment nette; dans ce cas, pour éviter d'enlever une portion de l'utérus avec le fibrome, il conviendra de fendre la muqueuse et d'énucléer la tumeur. Parfois il sera nécessaire de la morceler pour en pratiquer l'ablation. Si le chirurgien a jugé qu'il valait mieux ne pas se résoudre à faire d'emblée l'hystérectomie, il en arrivera à pratiquer une myomectomie partielle typique (1), et cela avec une facilité assez grande, puisqu'il agira sur un utérus préalablement inverti.

L'énucléation des fibromes étant terminée, convient-il de réduire l'utérus et à quels procédés faut-il avoir recours?

La conservation de l'utérus a assurément beaucoup moins d'intérêt dans les cas d'inversion par fibrome que dans les cas d'inversion puerpérale. Celle-ci se produit en effet fréquemment chez des femmes d'un âge avancé, ou tout au moins appartenant à la fin de la période génitale active. Les lésions des parois sont complexes et l'ablation de l'organe est souvent la meilleure solution.

Nous supposons donc que le chirurgien a envisagé ces différentes éventualités ; il a énucléé ou sectionné ces fibromes : il faut réduire l'utérus.

Dans un certain nombre de cas, la réduction se fait spontanément. C'est le fibrome qui, par son poids, maintenait le fond de l'utérus, et celui-ci reprend sa place presque sans aide, après l'énucléation.

Mais l'utérus peut rester inverti; on a enlevé plusieurs

(1) Consulter pour tout ce qui a trait à cette opération la thèse si complète de notre collègue et ami Dartigues, *Chirurgie conservatrice de l'utérus*. 1900.

fibromes; la paroi est amincie en de nombreux points; elle paraît flasque par endroits, scléreuse en d'autres, et semble avoir perdu toute tonicité.

Hâtons-nous de dire que cet aspect ne contre-indique nullement la réduction, à la condition bien entendu que la paroi ne soit pas perforée. Les observations de myomectomie du docteur Segond sont là pour nous montrer de quelles merveilleuses facultés de régénération jouit la paroi utérine, même après les énucléations les plus étendues (1).

Pour ce qui est des méthodes de réduction à employer, nous n'avons à modifier, ni la technique, ni les procédés que nous avons déjà indiqués.

En effet, les fibromes enlevés, l'inversion est devenue banale. On tentera donc d'abord un taxis d'autant plus prudent, qu'on se trouvera en présence d'une paroi plus amincie. Celui-ci suffira fréquemment, comme dans les cas de Wallgreen (2) et d'Hofmeier (3).

Dans le cas où le taxis ne remplira pas son but, il conviendra de pratiquer les débridements latéraux de l'hystérotomie cervico-vaginale. On a, en effet, très souvent affaire, dans les inversions par fibrome, à des inversions incomplètes, où l'anneau constitue d'autant plus nettement l'obstacle à la réduction, que la paroi utérine a perdu une grande partie de sa rigidité, par suite de l'énucléation des fibromes interstitiels.

Si l'inversion est complète ou si l'on juge que ces débridements ne suffiront pas, il faudra pratiquer la colpo-hysté-

(1) V. Dartigues, *loc. cit.*
(2) *Central gyn.*, 1901.
(3) Hofmeier, *loc. cit.*, 96.

rotomie postérieure, comme s'il s'agissait d'une inversion puerpérale.

Il nous semble que cette intervention doit être le complément de l'énucléation des fibromes, à la condition toutefois que les parois utérines soient en suffisant état pour supporter les manipulations et sutures qu'elle comporte.

Nous ne croyons pas que la colpo-hystérotomie ait été jusqu'ici pratiquée dans ces conditions, si toutefois nous faisons abstraction de l'observation de Dranitzin (1), où la colpo-hystérotomie fut faite pour une inversion persistant plusieurs années après l'ablation d'un fibrome.

Nous aurons donc eu l'heureuse chance d'assister peut-être à la première intervention de ce genre. Cette opération fait le sujet de l'observation que nous allons rapporter.

Il s'agit, en effet, d'une malade du service du docteur Picqué, à Bichat. Elle fut opérée par M. Mauclaire, et celui-ci a bien voulu avoir l'aimable attention de demander notre assistance lors de son intervention.

Observation. — Femme G..., 47 ans, entrée dans le service de M. Picqué, à Bichat, le 7 janvier 1901.

La malade qui fait le sujet de cette observation est âgée de 47 ans, et son histoire pathologique est de date relativement récente. Réglée à l'âge de 17 ans, mariée à 24, elle eut successivement 4 enfants. Les couches furent normales ; la dernière, qui eut lieu il y a 8 ans, se passa comme les précédentes, sans incident. Pas d'hémorragie. La malade ne garde le lit qu'une dizaine de jours. Ce n'est que depuis environ 2 ans que surviennent quelques douleurs. Les règles devinrent plus abondantes ; un écou-

(1) Dranitzin, de Saint-Pétersbourg, 1901, in Vogel, *loc. cit.*

lement séro-sanguinolent apparut dans l'intervalle. Au mois d'octobre, la malade fut prise subitement d'une crise de douleurs extrêmement violentes, sous forme de coliques, avec irradiation dans les reins et les cuisses. En même temps survint une hémorragie abondante. Un médecin constata à ce moment la présence d'une tumeur dans le vagin et conseilla une intervention à laquelle la malade ne se résolut que 3 mois après, à la suite d'hémorragies continues.

A ce moment la malade est très anémiée. Au toucher, on trouve une tumeur volumineuse qui remplit tout le vagin et semble se continuer directement avec le dôme vaginal. Il est impossible de constater un sillon ou une trace quelconque du col utérin.

La tumeur, qui se laisse facilement abaisser, est piriforme ; sa longueur est d'environ 10 à 12 centimètres ; sa consistance est ferme, surtout à sa partie inférieure, où elle présente une double bosselure, de telle sorte que le fond en semble bilobé.

On perçoit en outre, au niveau du cul-de-sac postérieur, une tumeur mobile perceptible à travers la paroi vaginale et formée, comme cela a été reconnu lors de l'opération, par les annexes réunies en un paquet au sommet de l'entonnoir d'inversion.

Le diagnostic qui s'imposait était donc celui d'inversion utérine fibromateuse et une intervention fut décidée. M. Mauclaire eut l'idée de tenter une opération autoplastique, sans préjuger toutefois de laquelle, et suivant que le lui permettraient le volume des fibromes, l'état des annexes et surtout l'état des parois utérines.

L'intervention eut lieu le 15 janvier et fut pratiquée par M. Mauclaire, avec notre assistance, de la façon suivante :

La malade étant placée dans la position de l'hystérectomie vaginale et après un nettoyage le plus complet possible, deux pinces à abaissement furent placées sur le fond de l'utérus, qui fut ainsi amené assez facilement hors du vagin. Il fallut alors pratiquer un nouveau nettoyage plus complet que les précédents, étant donné l'état de la muqueuse utérine et des culs-de-sac vaginaux.

L'utérus se présentait à nous complètement inverti, sans trace de col ni d'anneau ; sa longueur était d'environ 15 centimètres.

Au niveau du fond se présentaient deux fibromes, nettement sous-muqueux : l'un, fixé à la corne droite, présentant le volume d'une noix, faisait saillie dans son entier; l'autre, fixé à la paroi antérieure, était moins volumineux et surtout moins saillant. Tout le fond de la moitié supérieure de l'utérus présentait une dureté tout à fait anormale. Il était cependant possible de se rendre compte de l'absence des annexes dans l'entonnoir d'inversion.

Le premier point était donc l'ablation des fibromes, après incision de la muqueuse. Ils furent saisis avec une pince et facilement énucléés. L'excès de la muqueuse à ce niveau fut réséqué. Une palpation soigneuse de la paroi postérieure permit de constater la présence à ce niveau d'un nouveau petit fibrome gros comme un pois, qui fut également énucléé. Nous nous trouvions alors en face d'une inversion utérine simple qu'il s'agissait de réduire.

On songea un instant, à ce moment, à suturer les plaies de la muqueuse produites par l'ablation des fibromes; mais étant donné la facilité avec laquelle la guérison de ces plaies s'effectue lors de l'hystérotomie (opération d'Amussat-Segond), cette idée fut abandonnée.

L'ancienneté de la lésion, la dureté des parois et l'absence d'anneau nous interdisaient la possibilité de méthodes non sanglantes, et même de l'incision bi-cervicale. Nous ne pouvions hésiter qu'entre la colpo-hystérotomie antérieure ou postérieure.

Pour les raisons que nous avons indiquées plus haut, lorsque nous avons discuté ces deux méthodes, M. Mauclaire se décida pour l'hystérotomie postérieure, quitte à terminer par l'hystérectomie si l'opération ne pouvait être menée à bien.

Une incision médiane postérieure fut pratiquée au niveau du col. Elle permit d'introduire un doigt dans l'infundibulum et de constater ainsi l'absence des annexes et la possibilité de fendre la paroi jusqu'au fond, ce qui fut fait sans difficulté, malgré la dureté de celle-ci.

Cette incision longitudinale fut complétée par une incision transversale du cul-de sac postérieur, comme dans les cas de Duret.

Ceci fait, on procéda au retournement des deux valves utérines.

Cette portion de l'opération souffrit quelque difficulté. En effet, le fond de l'utérus était particulièrement fragile au niveau des points d'énucléation des fibromes et, d'autre part, véritablement cartonné dans les régions voisines.

Nous pensâmes même que les sutures ne pouvaient être solides ou même être placées convenablement à ce niveau.

Cependant, l'incision ayant été prolongée jusqu'à la paroi antérieure, le retournement fut complet. On plaça alors une vingtaine de points de suture au catgut, points embrassant toute l'épaisseur de la paroi utérine. Il fut impossible de faire, ainsi qu'on l'aurait désiré, un étage de suture portant sur la muqueuse seule. Celle-ci était en effet en trop mauvais état sur toute sa surface et en particulier trop fragile aux environs des points d'énucléation des fibromes pour permettre ce double étage de suture si recommandable dans d'autres cas.

Les 8 ou 10 fils supérieurs, c'est-à-dire voisins du fond, furent alors définitivement serrés puis coupés; et la fermeture exacte des deux valves utérines fut complétée par un surjet séreux au catgut.

Le fond de l'utérus présentait alors une forme absolument régulière et le résultat était infiniment meilleur qu'il n'aurait été permis de le supposer au début de l'opération.

L'utérus fut alors replacé dans sa position normale par bascule à travers l'ouverture du cul-de-sac postérieur, puis les dernières sutures furent serrées de haut en bas sans aucune difficulté. Deux autres fils furent placés sur le col, pour en compléter la fermeture régulière. Le cul-de-sac postérieur fut bourré à la gaze iodoformée, et une mèche fut introduite dans la cavité utérine.

Il fut alors facile de se rendre compte par le toucher que l'utérus était en position régulière et nullement en rétroversion, suivant le reproche fait à la colpo-hystérotomie postérieure.

L'hémorragie avait été à peu près nulle pendant toute la durée de l'opération, et le pansement fut complété par un tamponnement vaginal peu serré.

Les suites opératoires furent bonnes, malgré l'état de cachexie dans lequel se trouvait la malade au moment de l'intervention.

La température oscilla entre 37° et 37°,8 pendant 4 jours ; le 4e jour, le drainage et le tamponnement postérieurs sont enlevés par erreur, malgré les recommandations faites.

Le 5e jour, 39°,2.

Les 6e, 7e et 8e jours, 39°,5 et un léger écoulement purulent.

On fit alors un large lavage du cul-de-sac postérieur, suivi d'un nouveau drainage et d'un tamponnement léger.

Le 10e jour, température normale et cela jusqu'à la sortie de la malade, sortie qui eut lieu un mois après l'opération ; tout pansement ayant été supprimé vers le 15e jour.

La malade a été revue par nous au mois de juillet ; elle est en bon état ; il n'y a ni pertes ni douleurs d'aucune sorte.

A l'examen, l'utérus a son volume normal, il est même plutôt petit ; ce fait est d'ailleurs presque constant dans les observations d'hystérotomie pour fibrome de M. Segond (1).

Il n'y a pas de rétroversion, pas de prolapsus.

Tel est le résultat de cette intervention que nous croyons être la première tentative de colpo-hystérotomie postérieure pour une inversion fibromateuse.

Elle nous montre tout d'abord que l'opération est facile. Celle-ci doit être précédée de l'ablation des fibromes sous-muqueux et interstitiels, et il nous semble difficile d'en laisser passer, soit dans le premier temps de l'opération, soit surtout lorsque, l'utérus ayant été fendu, la coque tout entière peut être explorée avec les doigts.

Dans le cas qui nous occupe, la paroi utérine était particulièrement dure et scléreuse, et cependant, nous

(1) In Dartigues, *loc. cit.*

n'avons eu de vraies difficultés ni à la retourner, ni à la suturer.

Quant aux suites opératoires, elles n'ont pas été ce qu'elles auraient pu être, mais ceci, à notre avis, tient à deux causes : tout d'abord, l'antisepsie préparatoire de la cavité vaginale et de la surface utérine n'avait pas été suffisante dans les quelques jours qui ont précédé l'opération. De plus, drainage et tamponnement ont été enlevés trop tôt. Il faut absolument suivre là les mêmes préceptes que ceux que nous avons indiqués pour la colpo-hystérotomie après inversion puerpérale.

Au point de vue de la technique opératoire, il ne nous semble pas que nous ayions quoi que ce soit à ajouter ici à la deuxième partie de ce travail. Il s'agit dans l'inversion utérine fibromateuse d'une colpo-hystérotomie postérieure typique précédée toutefois de l'énucléation des fibromes.

Peut-être nous objectera-t-on qu'avec la facilité vraiment très grande de l'hystérectomie vaginale dans l'inversion, il est inutile de conserver un utérus souvent en mauvais état. Répondre serait, pour nous, recommencer le plaidoyer que des voix plus autorisées que la nôtre ont déjà prononcé en faveur de l'hystérotomie pour fibrome.

Il nous suffit d'avoir montré que les opérations autoplastiques pour inversion sont, dans ce cas, non seulement possibles, mais relativement faciles et bénignes. Il nous semble d'ailleurs qu'en le faisant, nous restons d'accord avec les tendances chirurgicales, actuellement de plus en plus conservatrices, qu'il s'agisse de la chirurgie générale ou, plus particulièrement encore, de la chirurgie de l'utérus.

CONCLUSIONS

En présence d'un cas quelconque d'inversion utérine, il conviendra avant tout de tenter la réduction. Les procédés seront employés dans l'ordre suivant :

1° Que l'inversion soit aiguë ou chronique, tenter d'abord la réduction manuelle sans instrument ;

2° En cas d'insuccès, recourir alors aux incisions cervicales bilatérales :

A. Dans tous les cas d'inversion aiguë ;

B. Dans les cas d'inversion utérine chronique incomplète, chaque fois que l'on pourra constater la présence d'un anneau jouant le rôle d'agent d'étranglement ;

3° Dans tous les autres cas, pratiquer la colpo-hystérotomie postérieure;

4° Ne jamais pratiquer d'emblée l'hystérectomie vaginale pour irréductibilité, si l'on n'a pas tenté l'opération précédente;

5° L'hystérectomie vaginale n'est admissible d'emblée, comme traitement de l'inversion, que dans les cas rares d'hémorragies incoercibles, d'infection, ou enfin lorsque l'utérus, par ses lésions, ne peut ni subir la réduction ni remplir désormais son rôle physiologique;

6° Le procédé d'hystérectomie qui semble être le plus rapide et le plus avantageux est l'hystérectomie par hémisection médiane.

TABLE DES MATIÈRES

BIBLIOTHÈQUE R.F.

3-12-02. — Tours, Imp. E. Arrault et Cie.

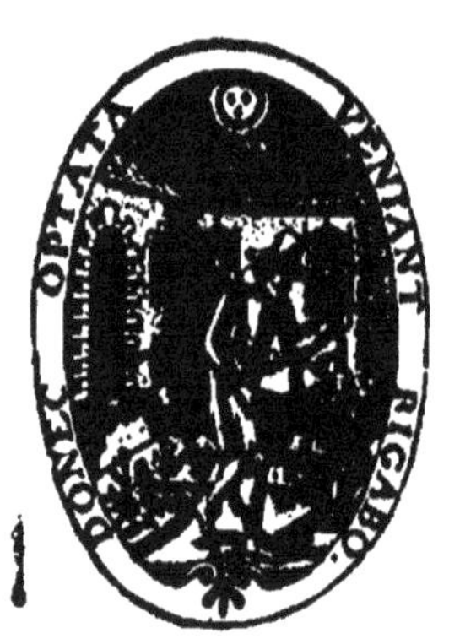

Tours. — Imp. E. Arrault et Cie.

www.ingramcontent.com/pod-product-compliance
Ingram Content Group UK Ltd.
Pitfield, Milton Keynes, MK11 3LW, UK
UKHW020200200726
13856UKWH00003B/1104